発達障害かと思ったら統合失調症の一部でした

遠《えん》藤《どう》一《いち》同《どう》

イースト・プレス

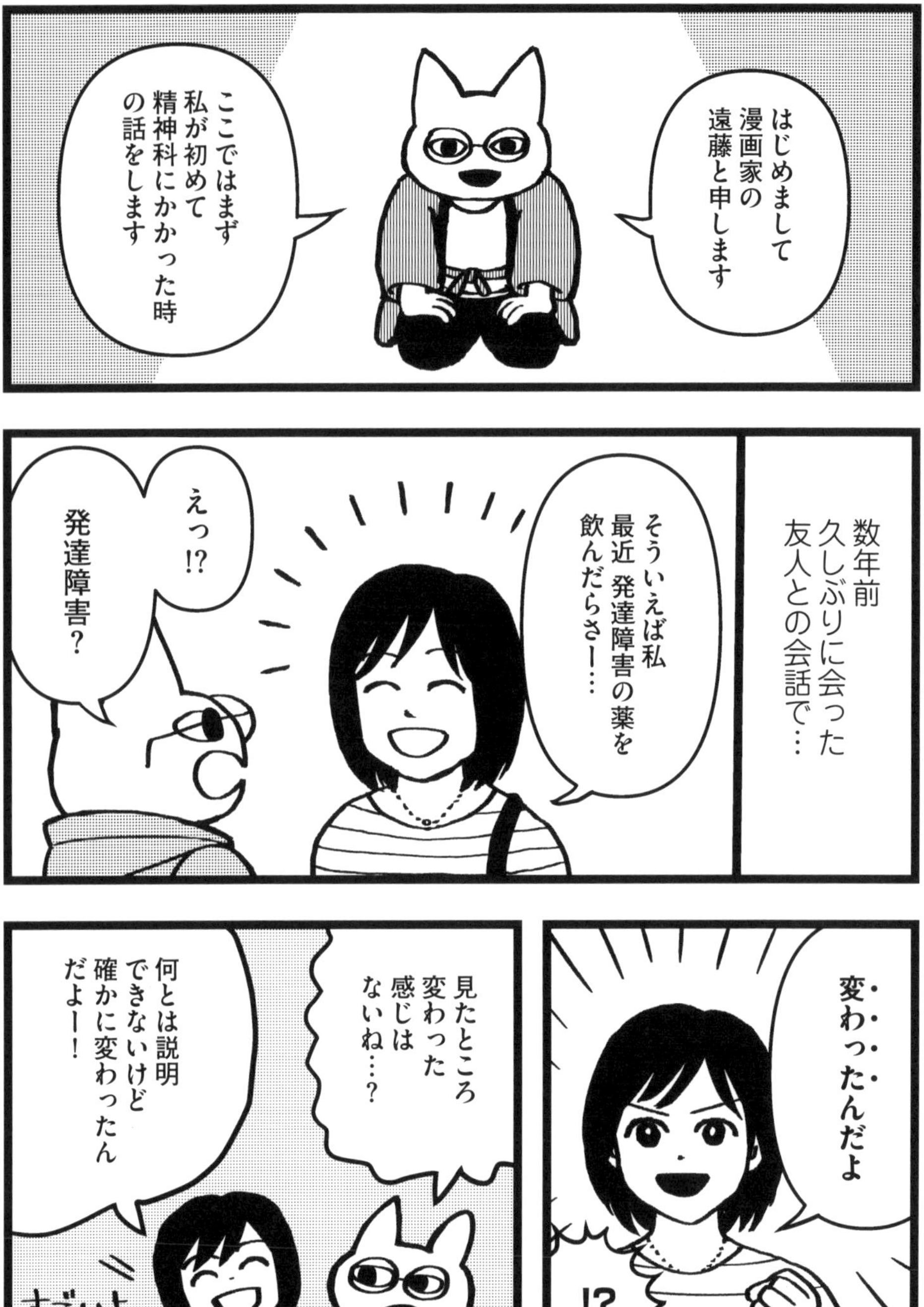
はじめまして漫画家の遠藤と申します
ここではまず私が初めて精神科にかかった時の話をします
数年前久しぶりに会った友人との会話で…
そういえば私最近 発達障害の薬を飲んだらさー…
えっ!?
発達障害？
変わったんだよ
!?
見たところ変わった感じはないね…？
何とは説明できないけど確かに変わったんだよー！
すごいよ

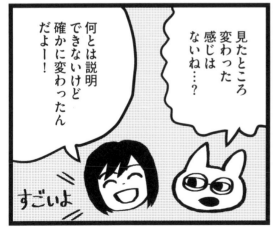

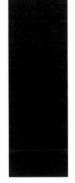

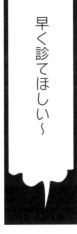

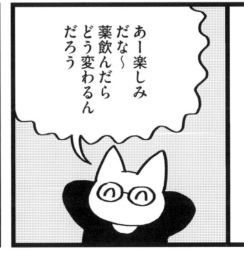

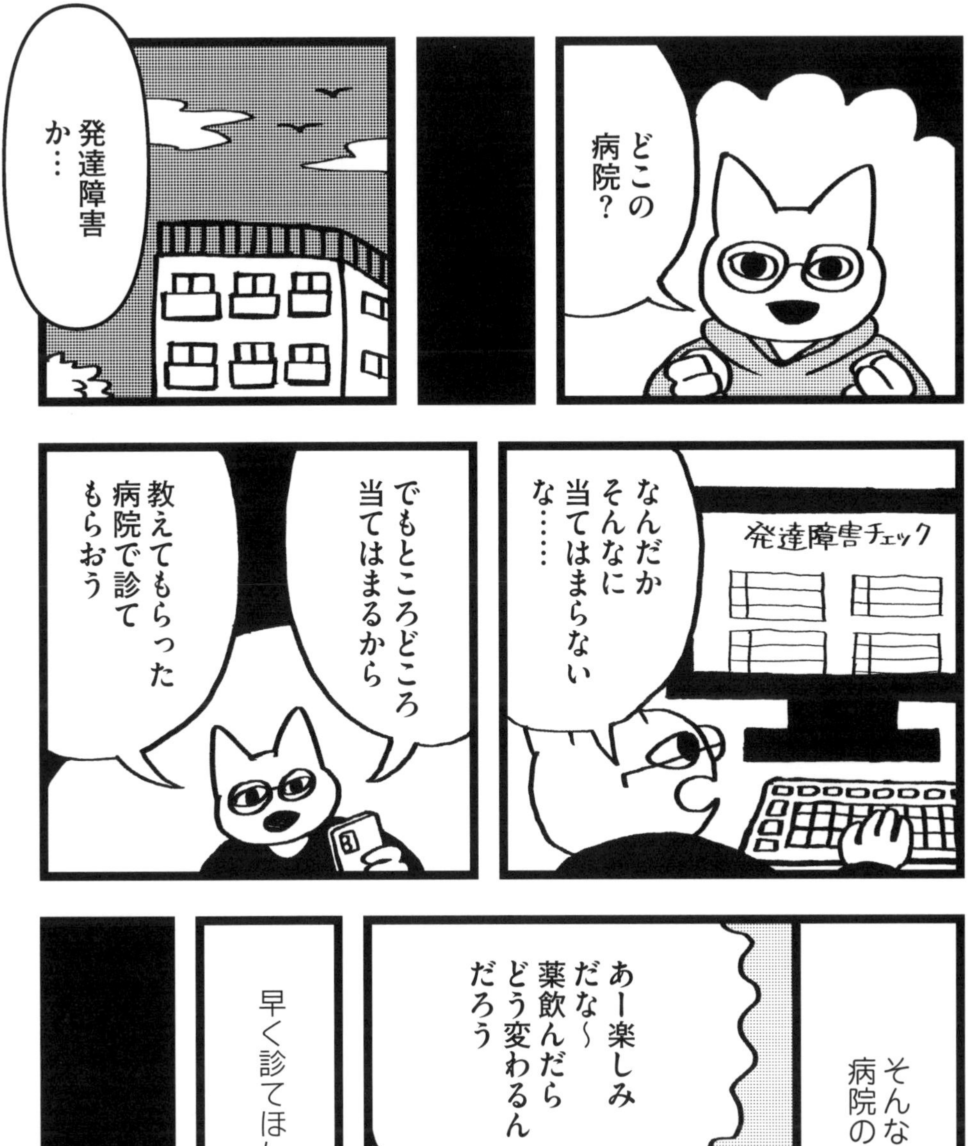
どこの病院？
発達障害か…
なんだかそんなに当てはまらないな……
発達障害チェック
でもところどころ当てはまるから
教えてもらった病院で診てもらおう
そんなこんなで病院の予約完了
あー楽しみだな～薬飲んだらどう変わるんだろう
早く診てほしい～

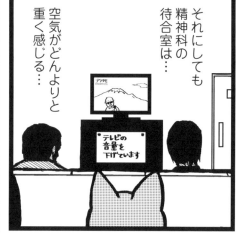

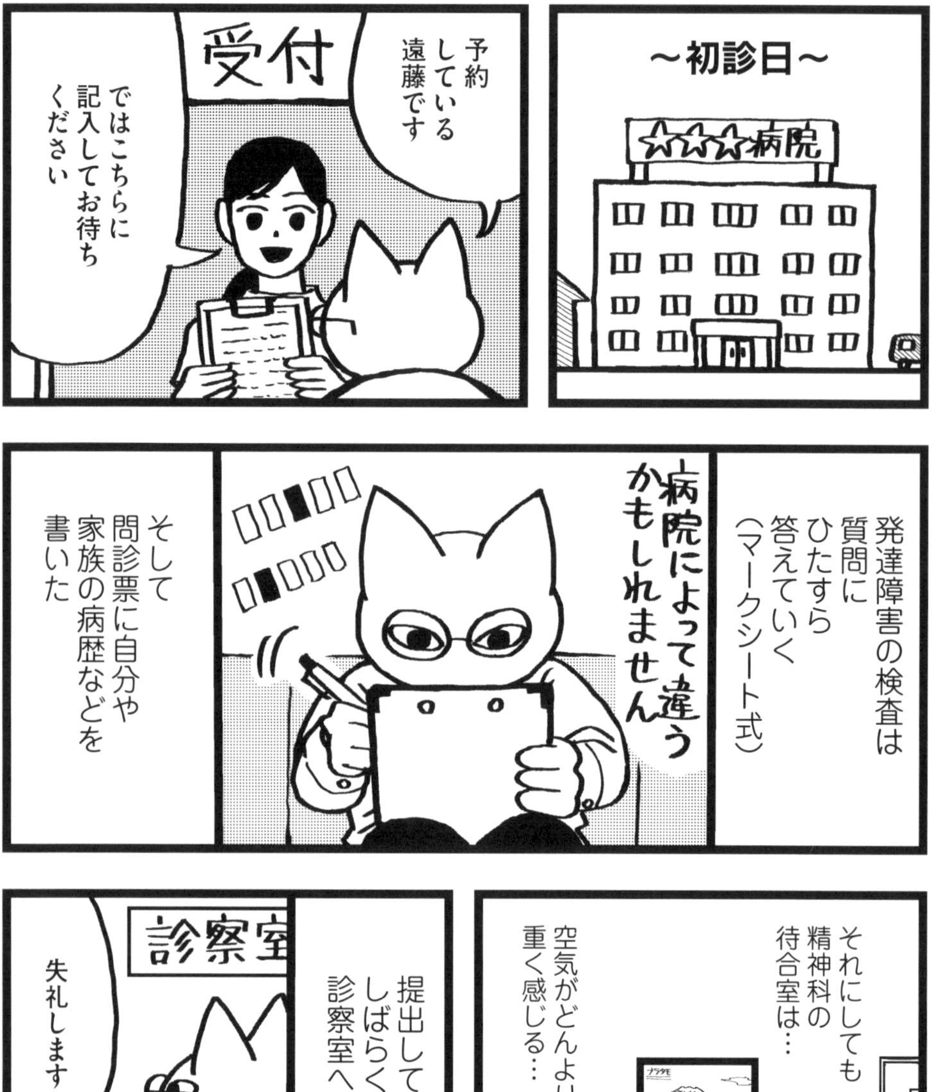
～初診日～
☆☆☆病院
予約している遠藤です
受付
ではこちらに記入してお待ちください
発達障害の検査は質問にひたすら答えていく（マークシート式）
病院によって違うかもしれません
そして問診票に自分や家族の病歴などを書いた
それにしても精神科の待合室は…
空気がどんよりと重く感じる…
テレビの音量を下げています
提出してしばらくしたら診察室へ…
診察室
失礼します
ス…

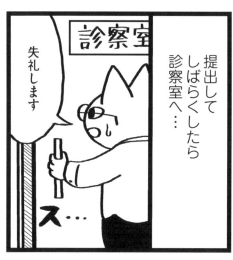

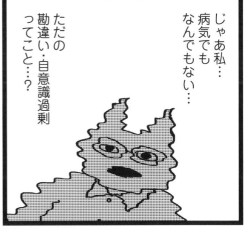

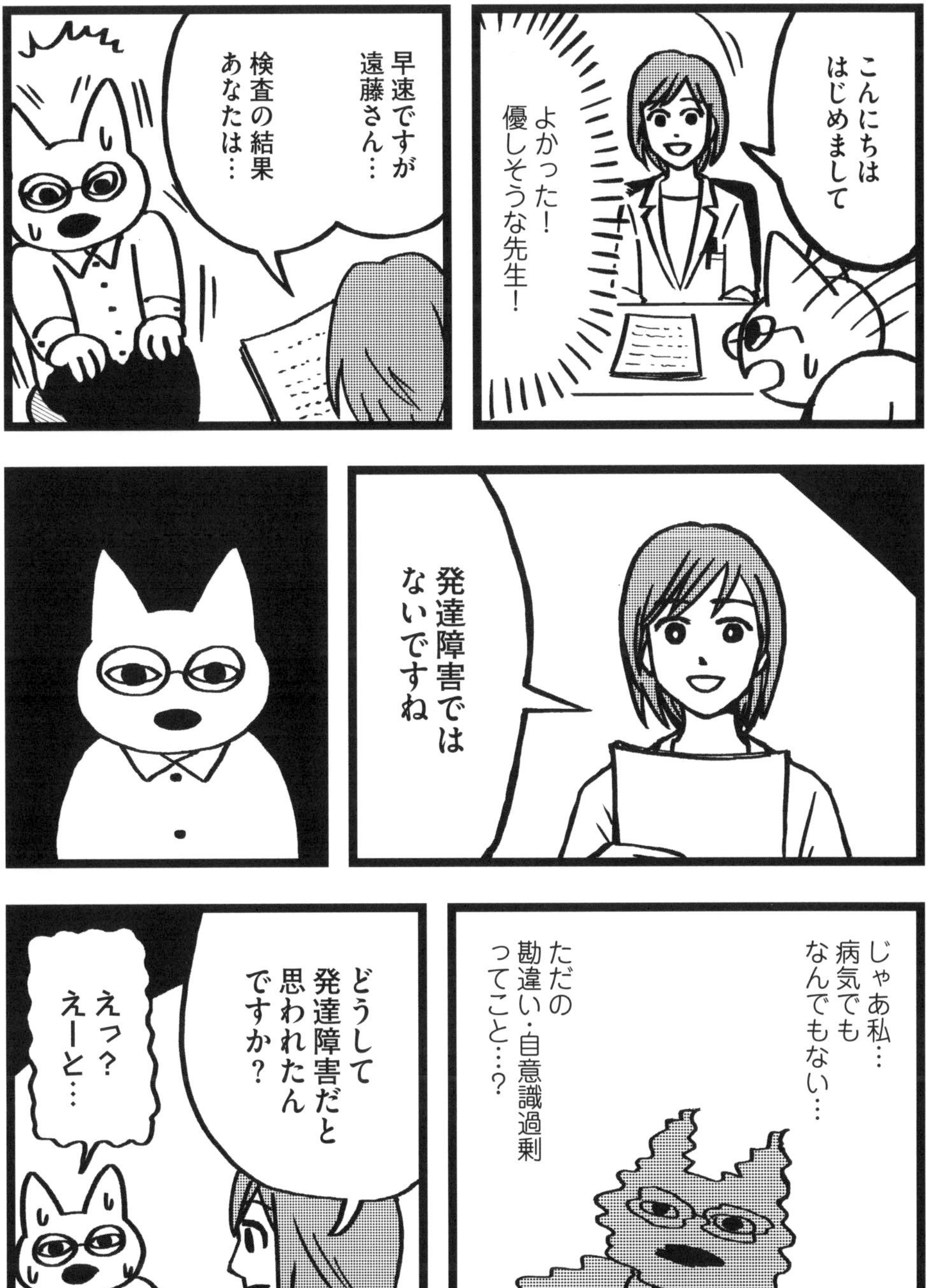
こんにちは はじめまして
よかった！ 優しそうな先生！
早速ですが 遠藤さん… 検査の結果 あなたは…
発達障害では ないですね
じゃあ私… 病気でも なんでもない…
ただの 勘違い・自意識過剰 ってこと…？
どうして 発達障害だと 思われたん ですか？
えっ？ えーと…

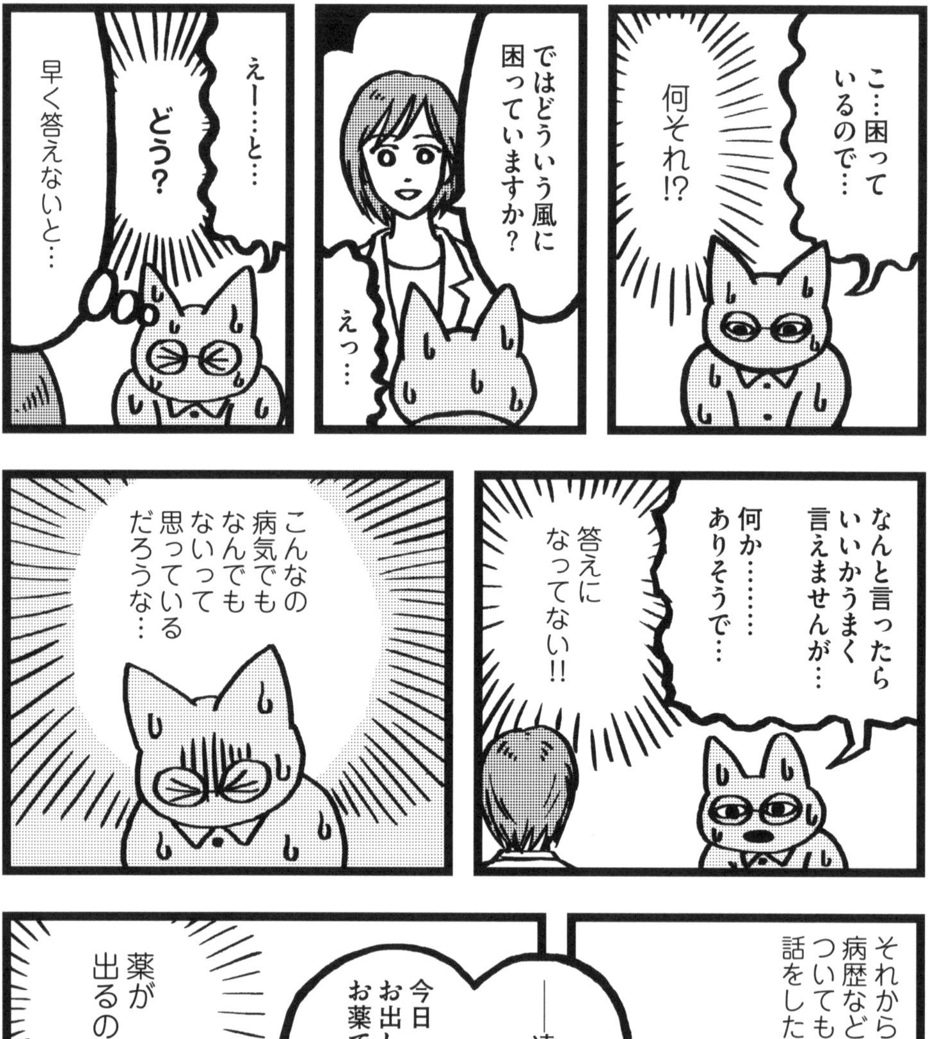
こ…困っているので…
何それ!?
ではどういう風に困っていますか?
えっ…
えー…と…
どう?
早く答えないと…
なんと言ったらいいかうまく言えませんが…何か……ありそうで…
答えになってない!!
こんなの病気でもなんでもないって思っているだろうな…
それから家族の病歴などについても話をした…
☆☆☆病院
――遠藤さん
今日お出しするお薬ですが…
薬が出るの!?

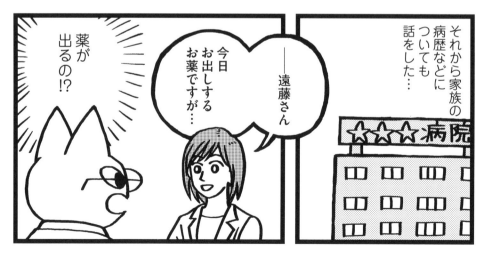

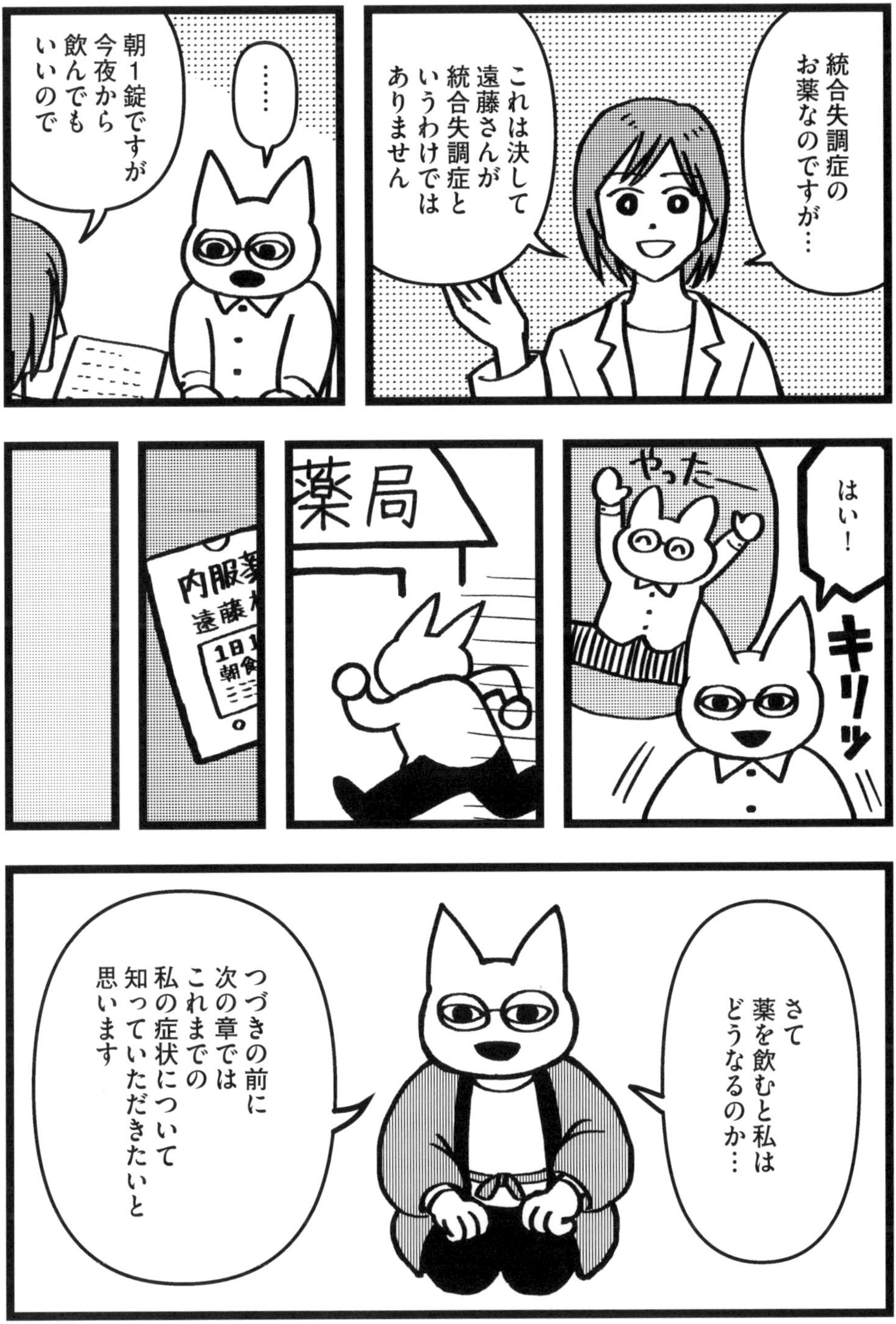

統合失調症のお薬なのですが…
これは決して遠藤さんが統合失調症というわけではありません
……
朝1錠ですが今夜から飲んでもいいので
はい！
キリッ
やったー
薬局
内服
遠藤
さて薬を飲むと私はどうなるのか…
つづきの前に次の章ではこれまでの私の症状について知っていただきたいと思います

もくじ

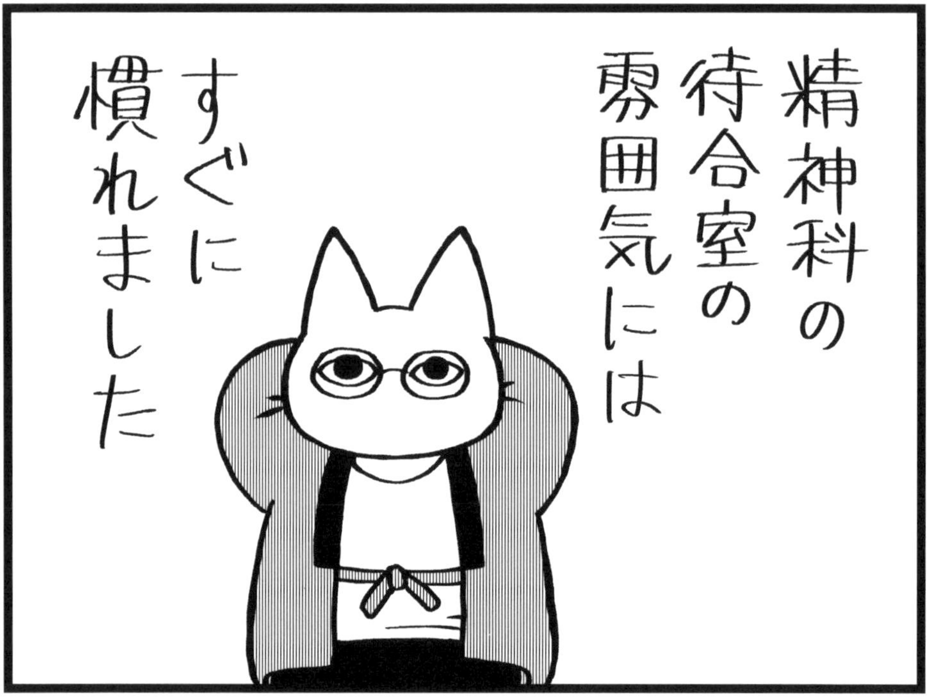
精神科の待合室の雰囲気には
すぐに慣れました

第1章

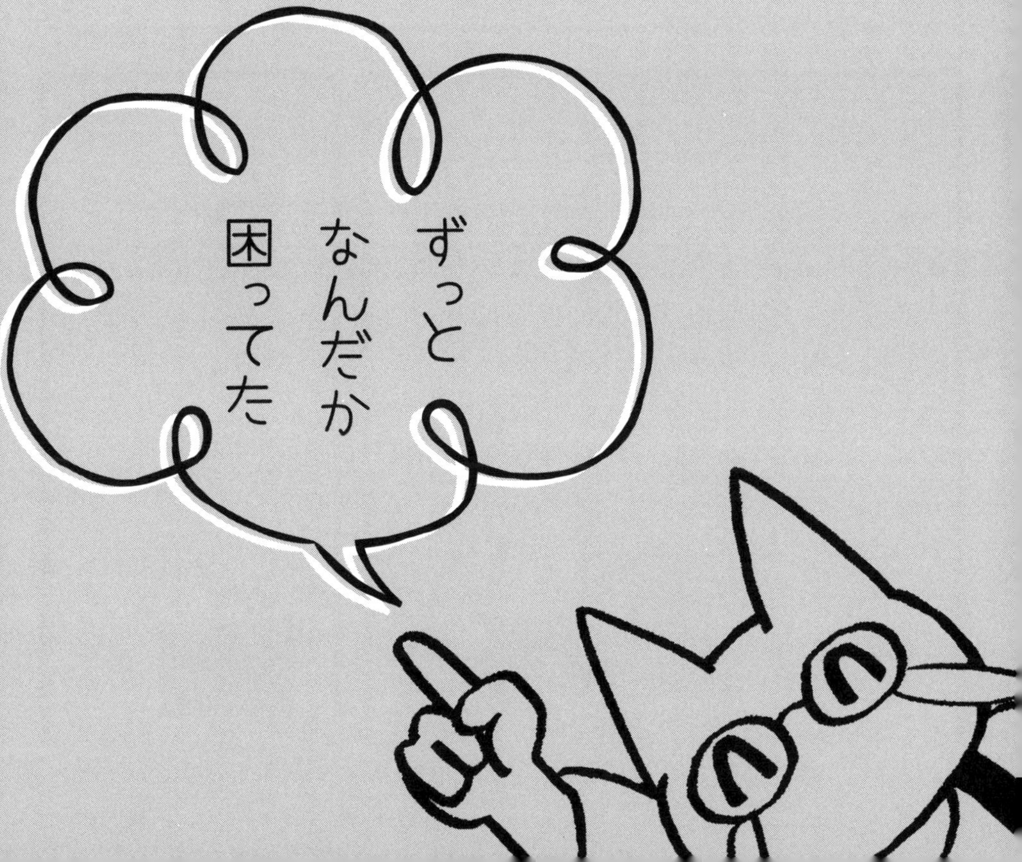

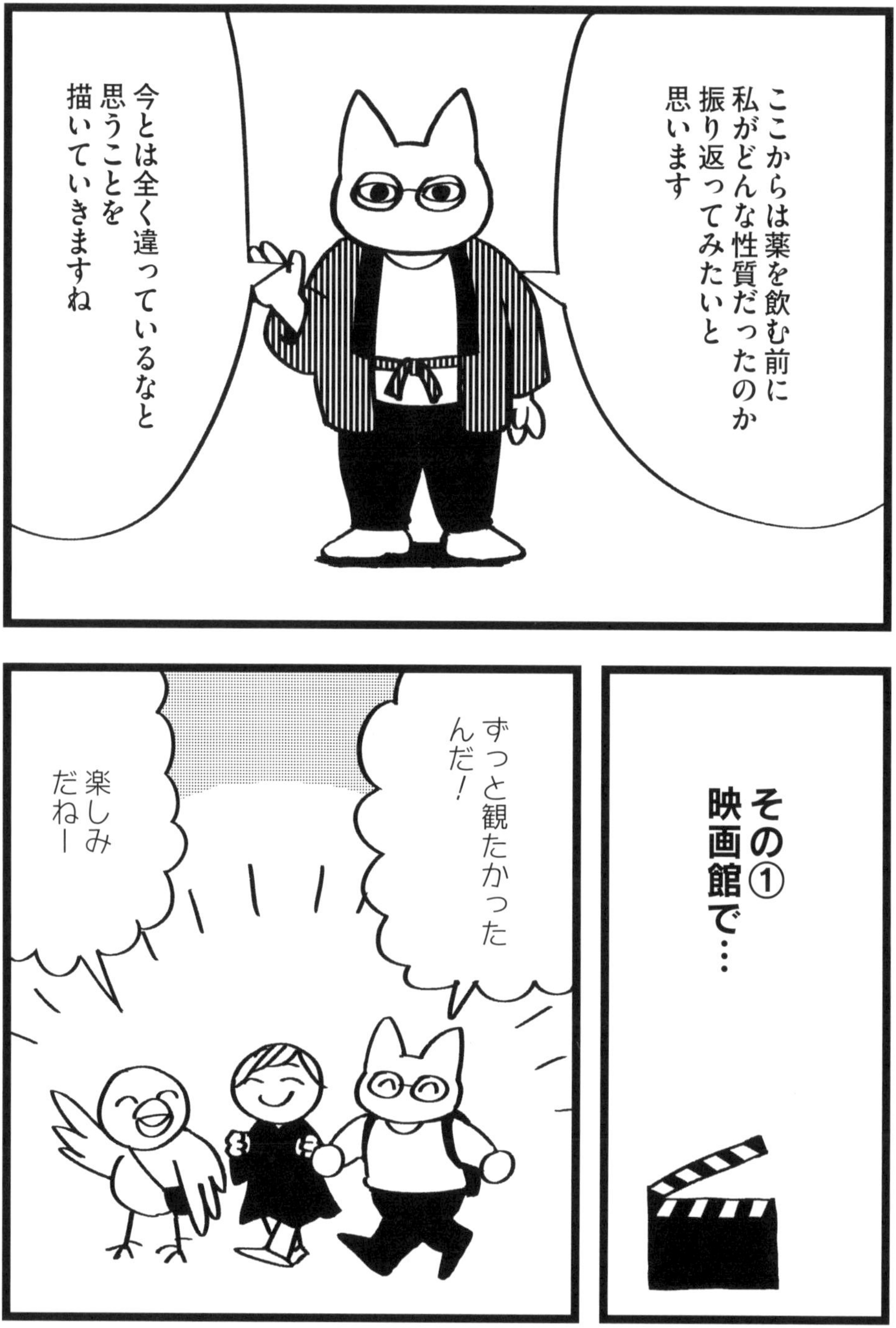
ここからは薬を飲む前に私がどんな性質だったのか振り返ってみたいと思います
今とは全く違っているなと思うことを描いていきますね
その①映画館で…
ずっと観たかったんだ!
楽しみだねー

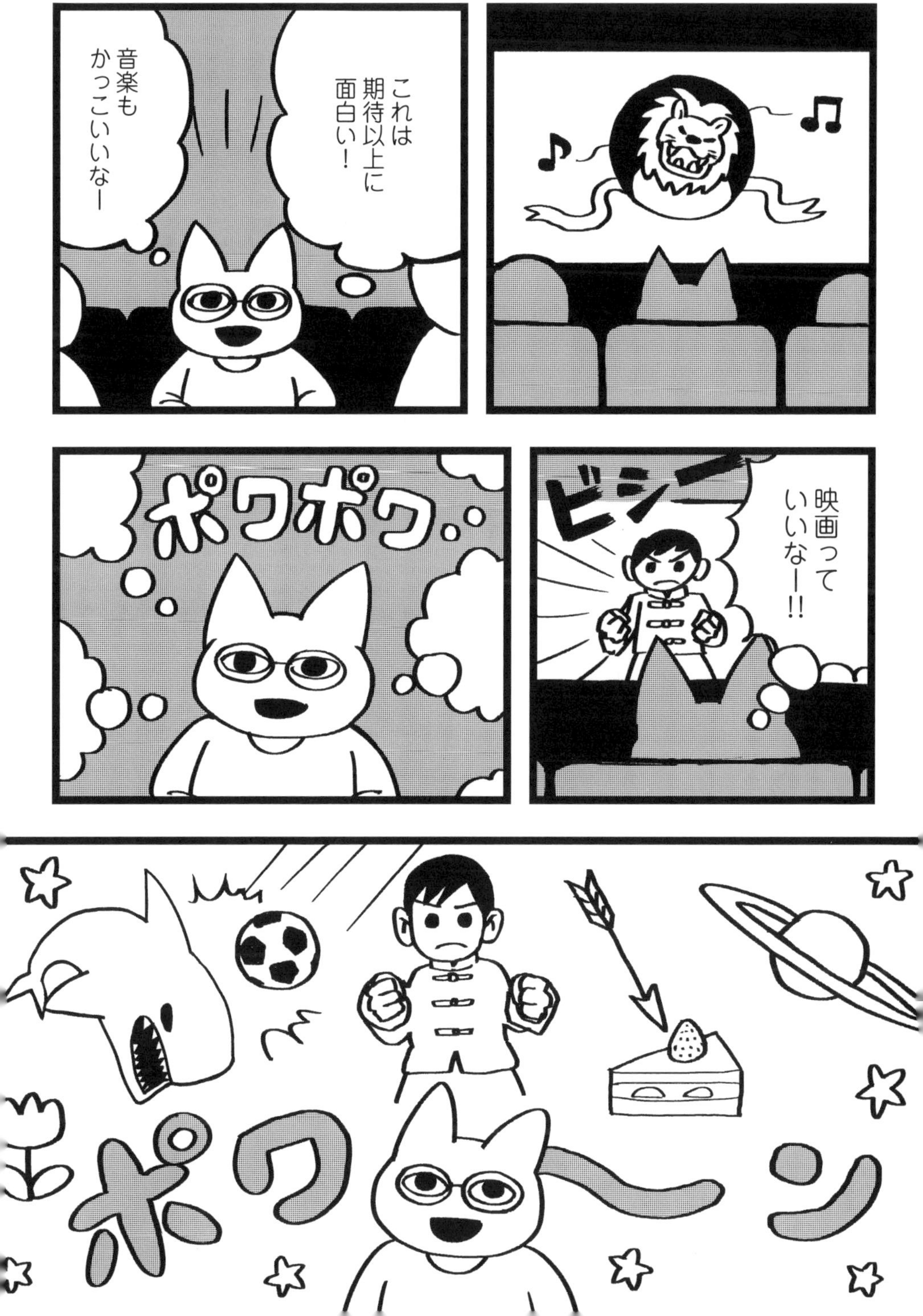
これは期待以上に面白い！
音楽もかっこいいなー
ビシー
映画っていいなー!!
ポワポワ
ポワーン

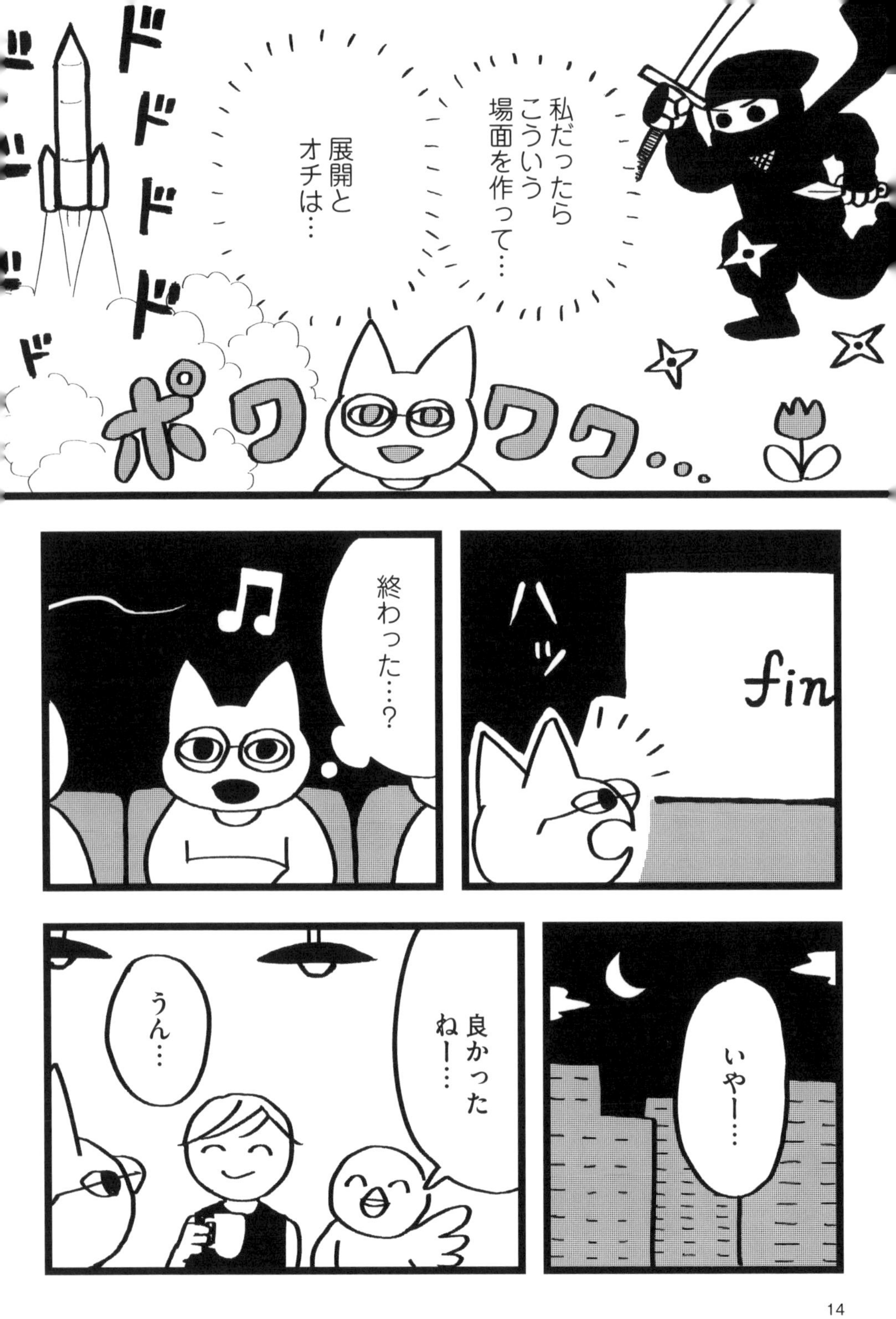
私だったら
こういう
場面を作って…
展開と
オチは…
ドドドドド
ポワワワ…
ハッ
fin
終わった…?
いやー…
良かった
ねー…
うん…

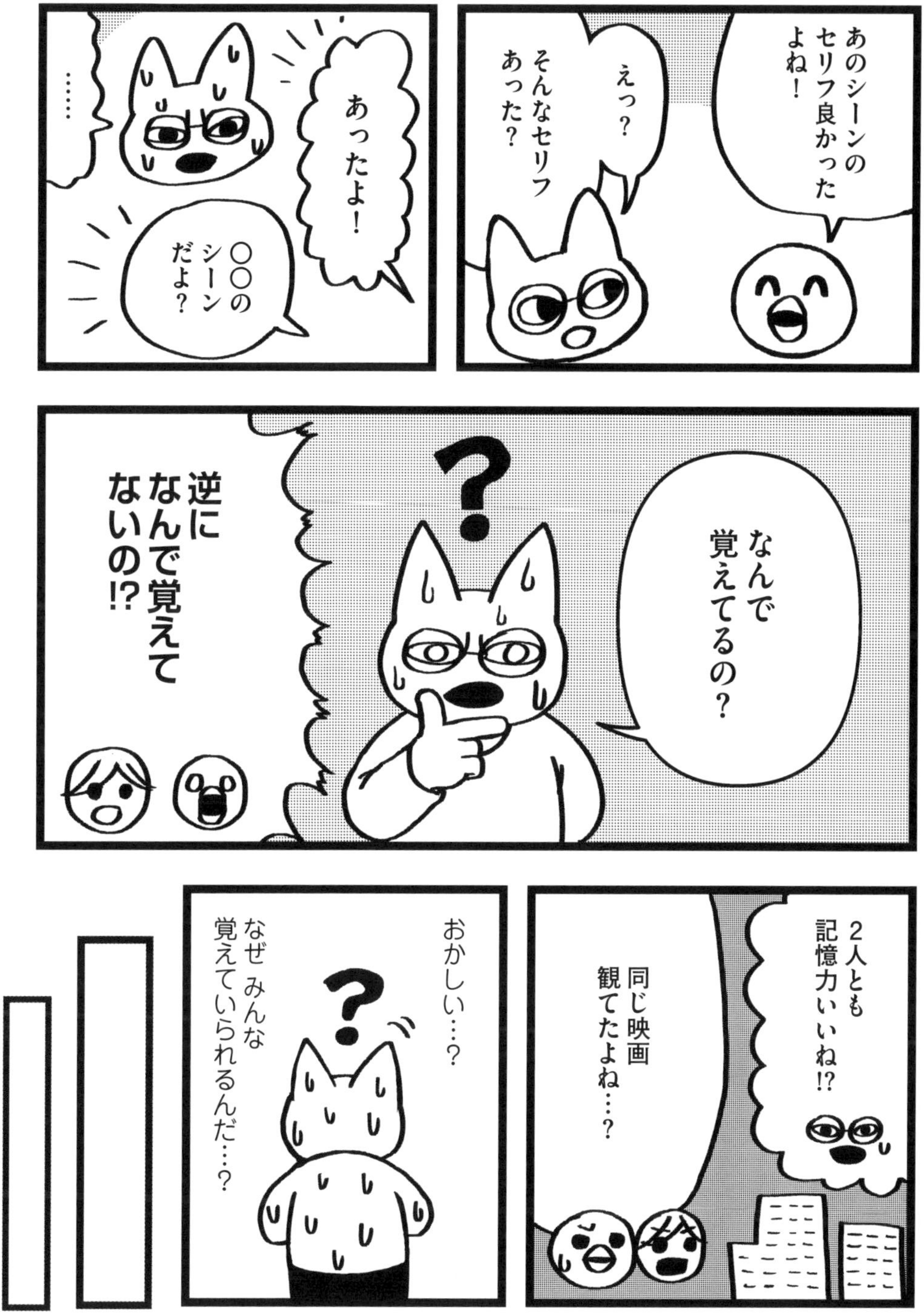

あのシーンのセリフ良かったよね！
えっ？
そんなセリフあった？
あったよ！
○○のシーンだよ？
……
なんで覚えてるの？
逆になんで覚えてないの!?
2人とも記憶力いいね!?
同じ映画観てたよね…？
おかしい…？
なぜ みんな覚えていられるんだ…？

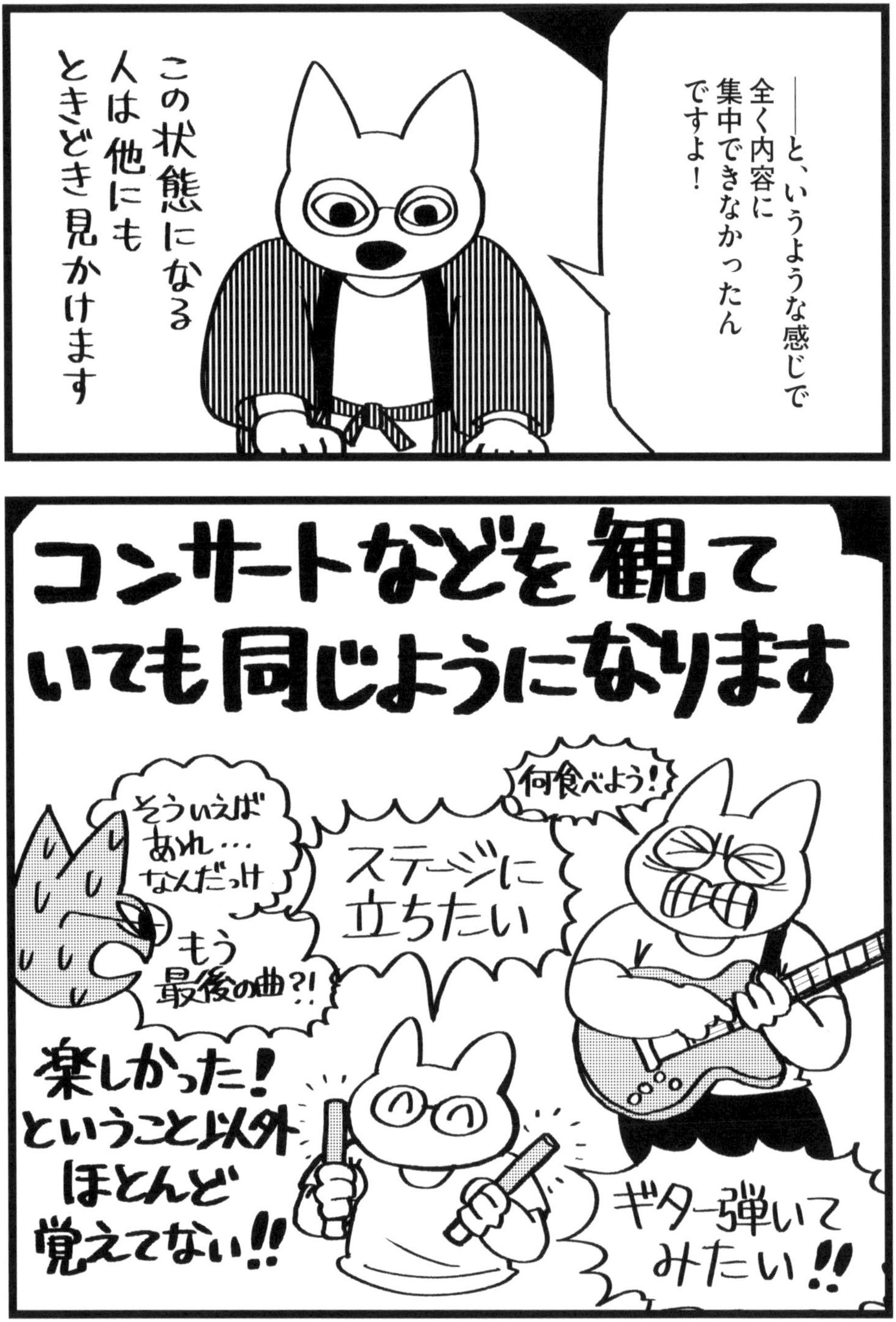
——と、いうような感じで全く内容に集中できなかったんですよ！
この状態になる人は他にもときどき見かけます
コンサートなどを観ていても同じようになります
何食べよう！
ギター弾いてみたい!!
ステージに立ちたい
そういえばあれ…なんだっけ
もう最後の曲?!
楽しかった！ということ以外ほとんど覚えてない!!

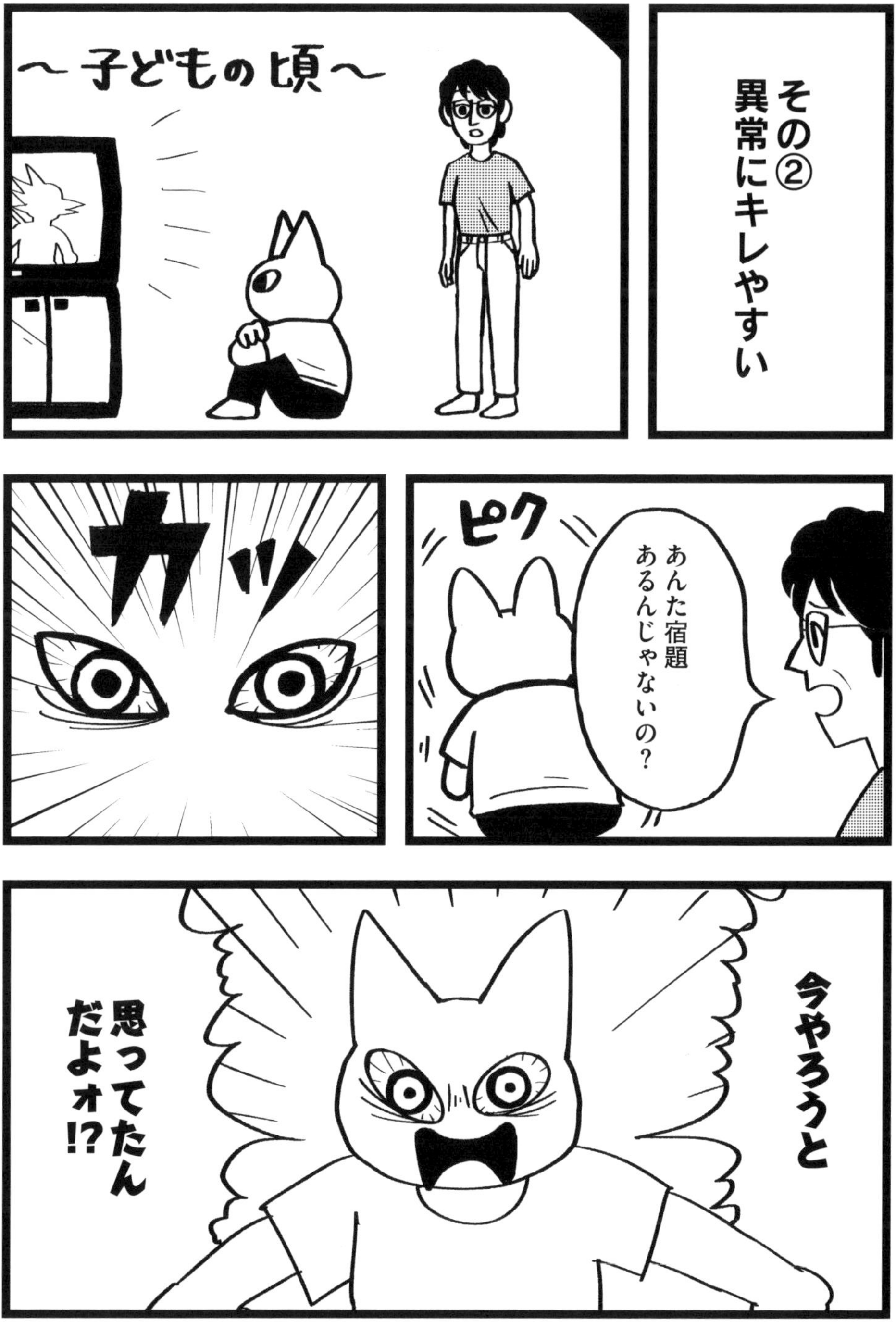
その②
異常にキレやすい
〜子どもの頃〜
ピク
あんた宿題
あるんじゃないの？
カッ
今やろうと
思ってたん
だよォ!?

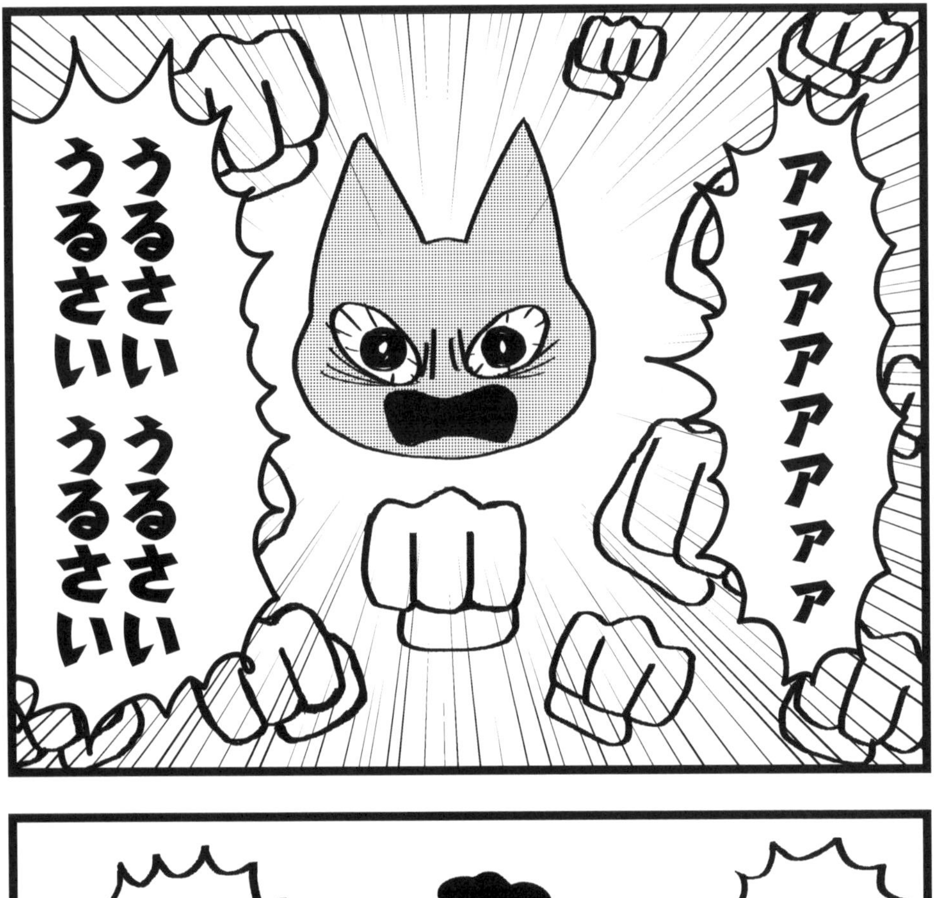
アアアアアァァ
うるさい うるさい
うるさい うるさい
うるさいのは
あんただよ！
ひとりで
騒いで
暴れて！

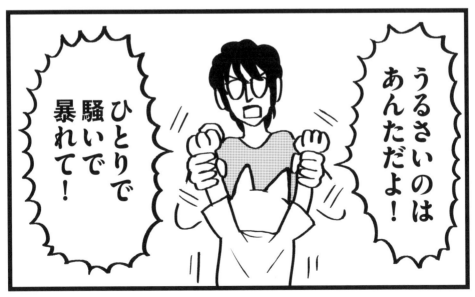

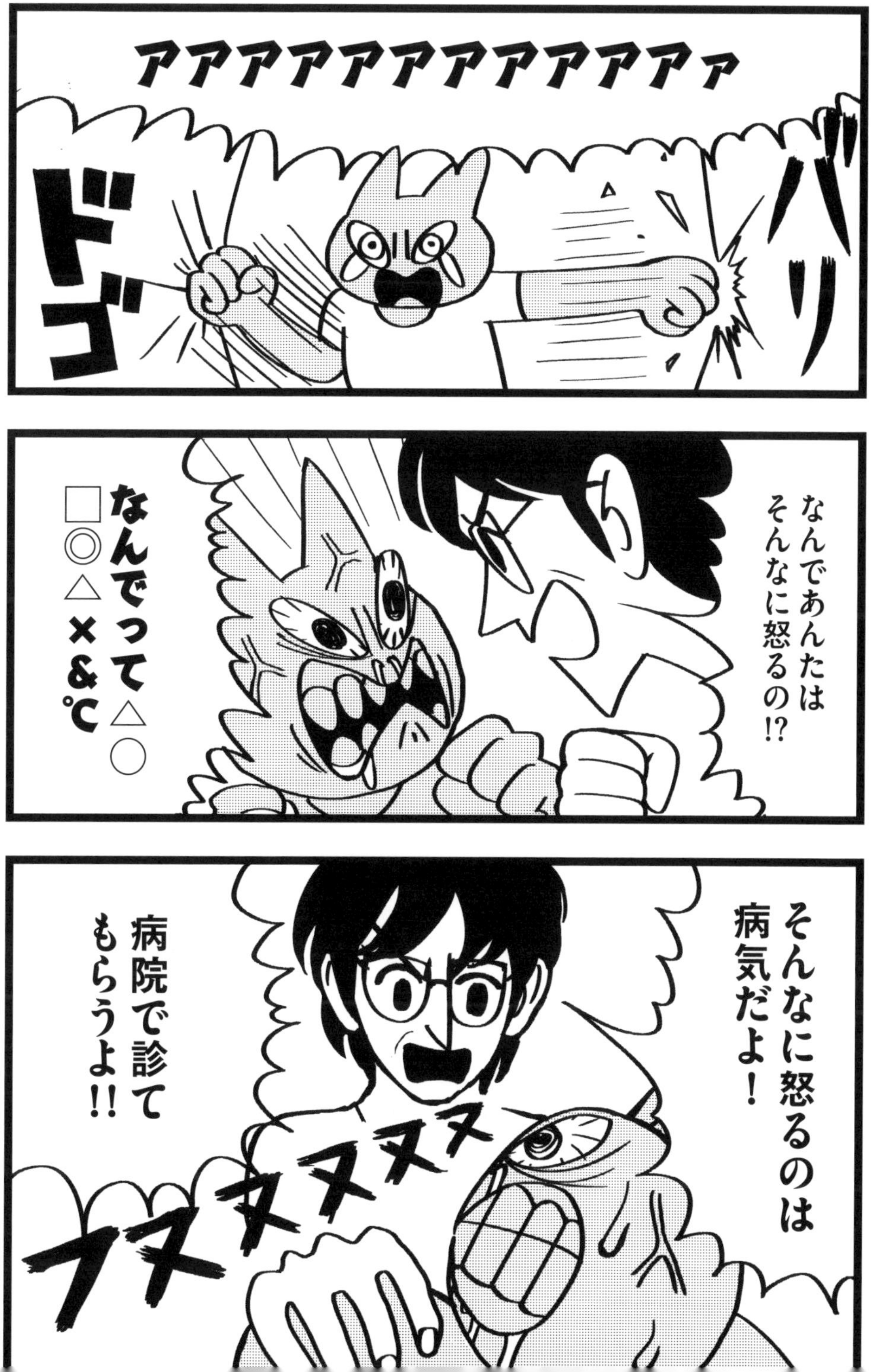
アアアアアアアアアアアァ
バリ
ドゴ
なんであんたはそんなに怒るの!?
なんでって△○□◎△×&℃
そんなに怒るのは病気だよ！
病院で診てもらうよ!!
フヌヌヌヌヌ

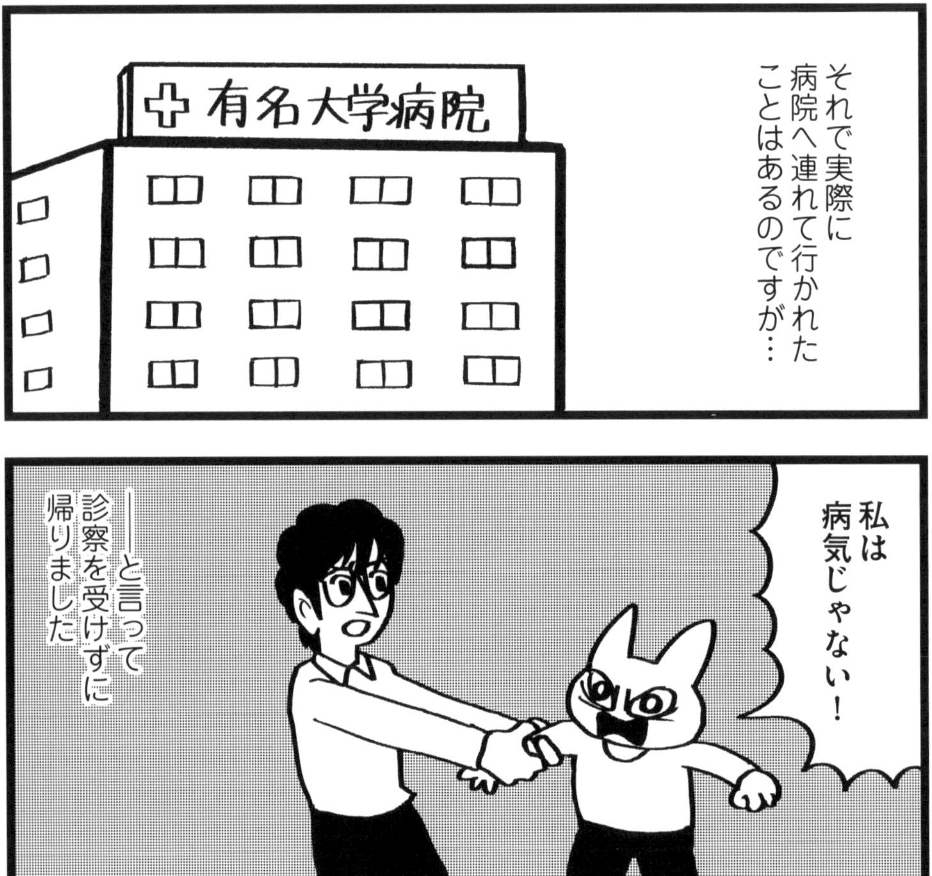
有名大学病院
それで実際に病院へ連れて行かれたことはあるのですが…
私は病気じゃない！
——と言って診察を受けずに帰りました
もしあの日診察を受けていたらその後の人生は大きく変わっていたかもしれません…
ウッ
ウッ
私は病気じゃない…
私は違う…

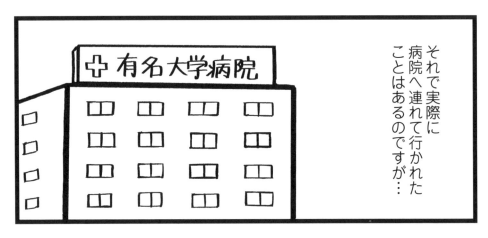

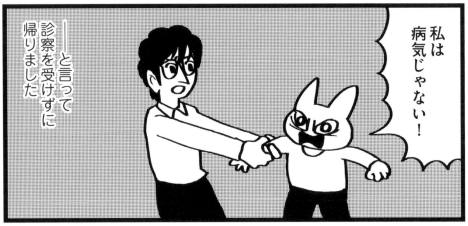

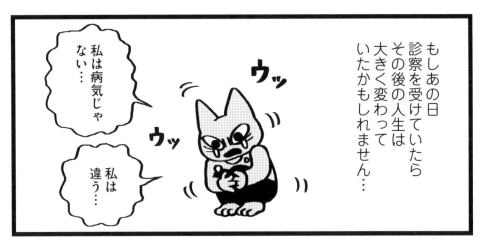

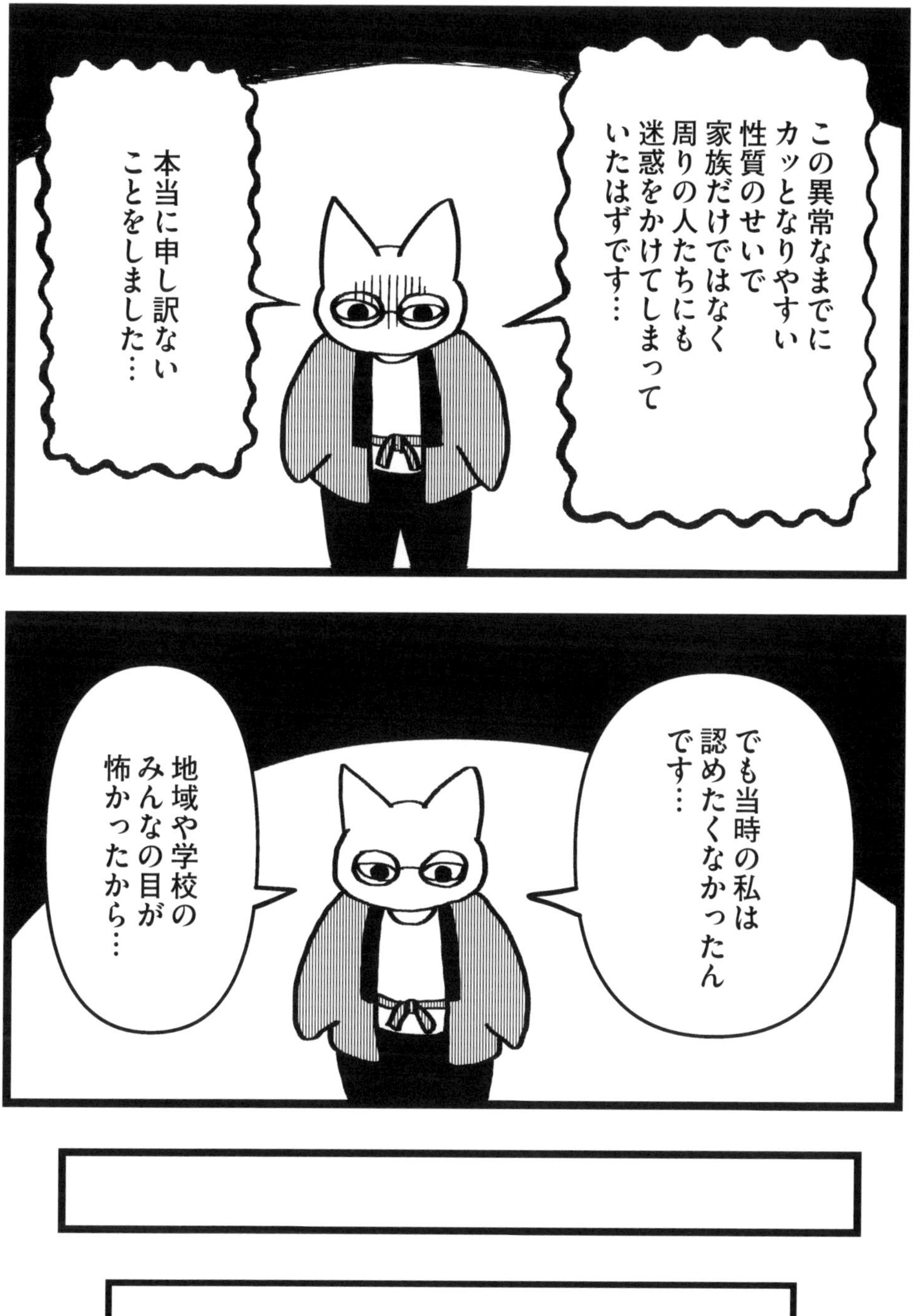
この異常なまでにカッとなりやすい性質のせいで家族だけではなく周りの人たちにも迷惑をかけてしまっていたはずです…
本当に申し訳ないことをしました…
でも当時の私は認めたくなかったんです…
地域や学校のみんなの目が怖かったから…

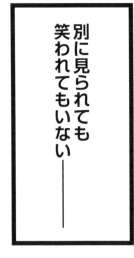

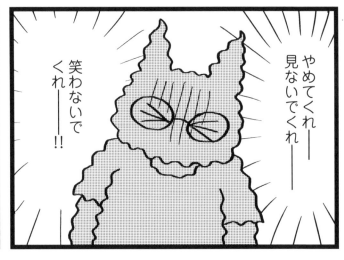

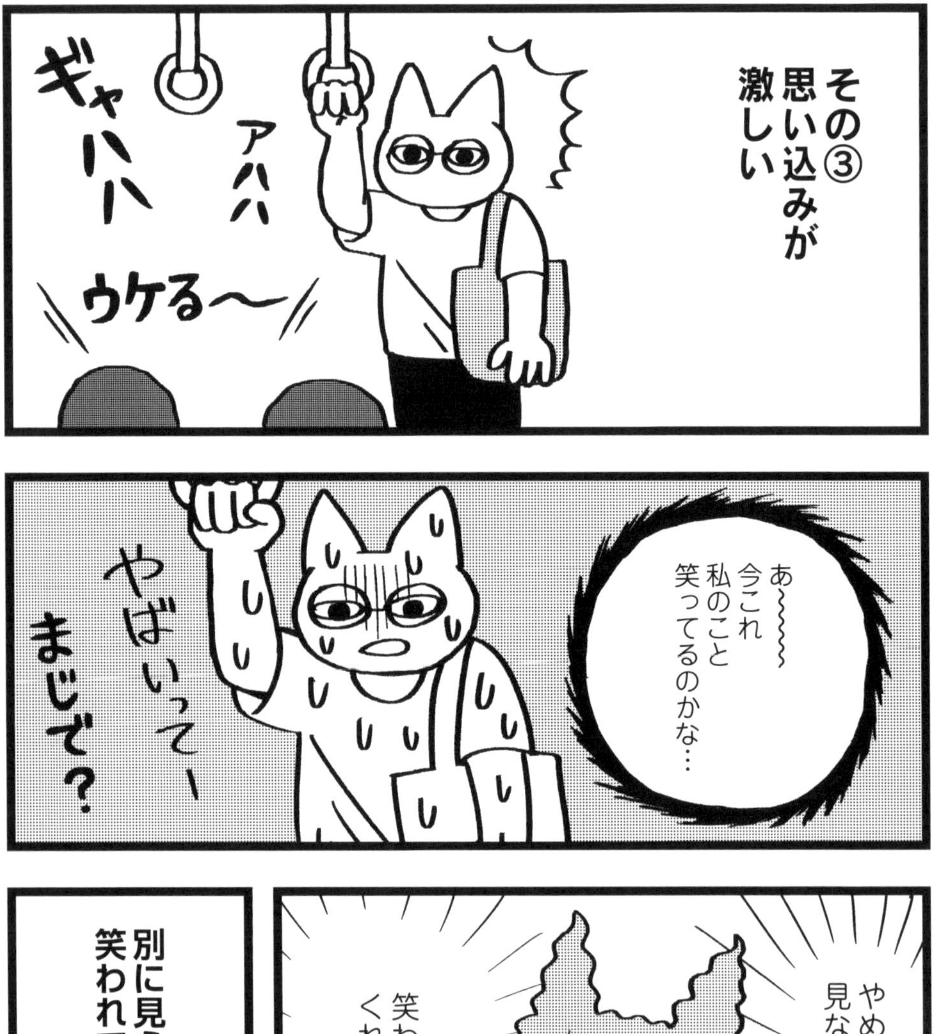
その③
思い込みが
激しい
アハハ
ギャハハハ
ウケる〜
あ〜〜〜
今これ
私のこと
笑ってるのかな…
やばいってー
まじで?
やめてくれ——
見ないでくれ——
笑わないで
くれ——!!
別に見られても
笑われてもいない——

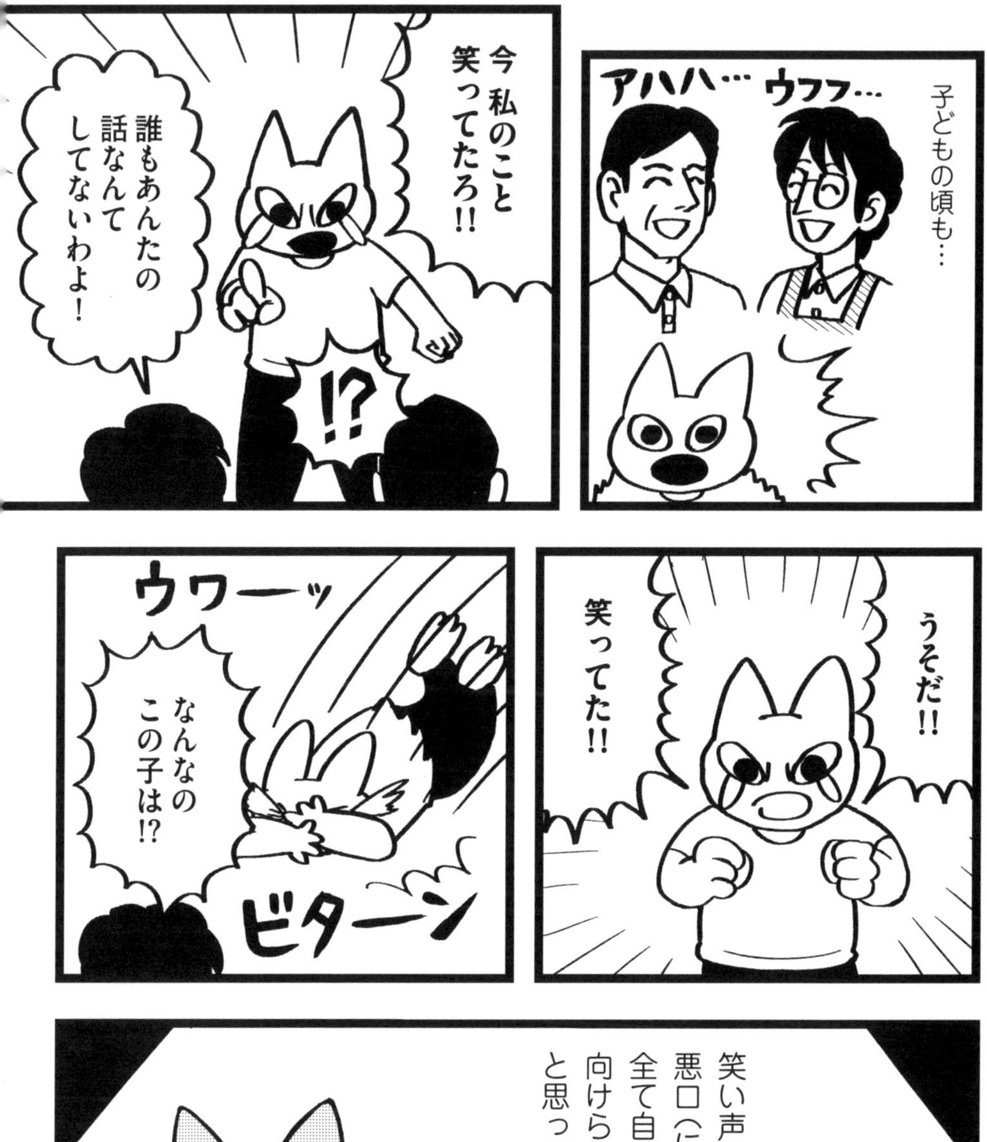
子どもの頃も…
ウフフ…
アハハ…
今私のこと笑ってたろ!!
誰もあんたの話なんてしてないわよ!
!?
うそだ!!
笑ってた!!
ウワーッ
なんなのこの子は!?
ビターン
笑い声や悪口（に聞こえるもの）は全て自分に向けられていると思っていました

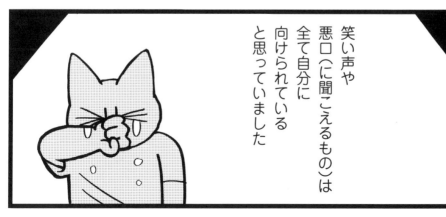

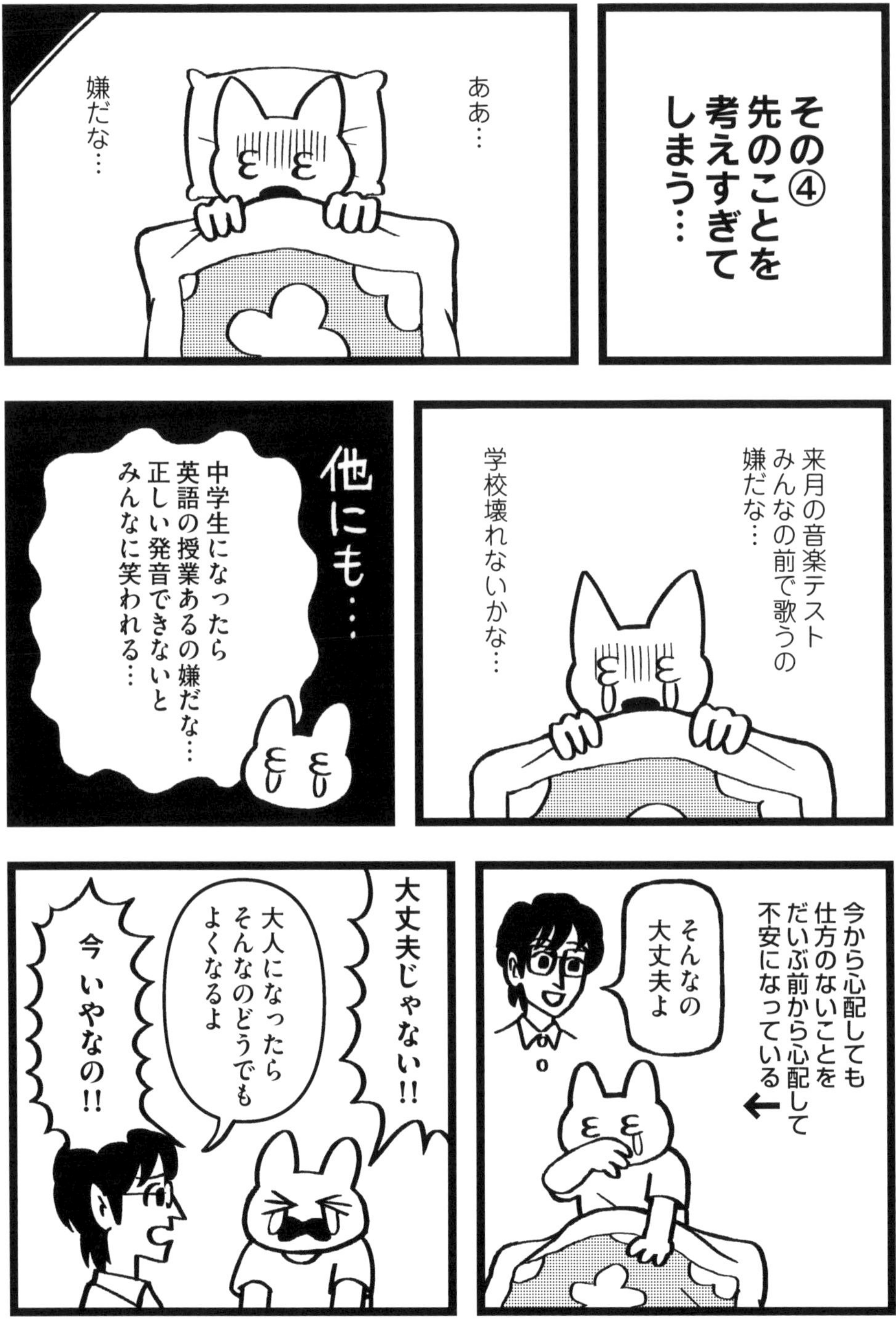
その④
先のことを
考えすぎて
しまう…
ああ…
嫌だな…
来月の音楽テスト
みんなの前で歌うの
嫌だな…
学校壊れないかな…
他にも…
中学生になったら
英語の授業あるの嫌だな…
正しい発音できないと
みんなに笑われる…
今から心配しても
仕方のないことを
だいぶ前から心配して
不安になっている
←
そんなの
大丈夫よ
大丈夫じゃない!!
大人になったら
そんなのどうでも
よくなるよ
今 いやなの!!

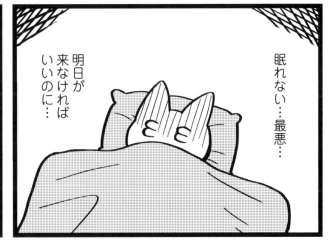

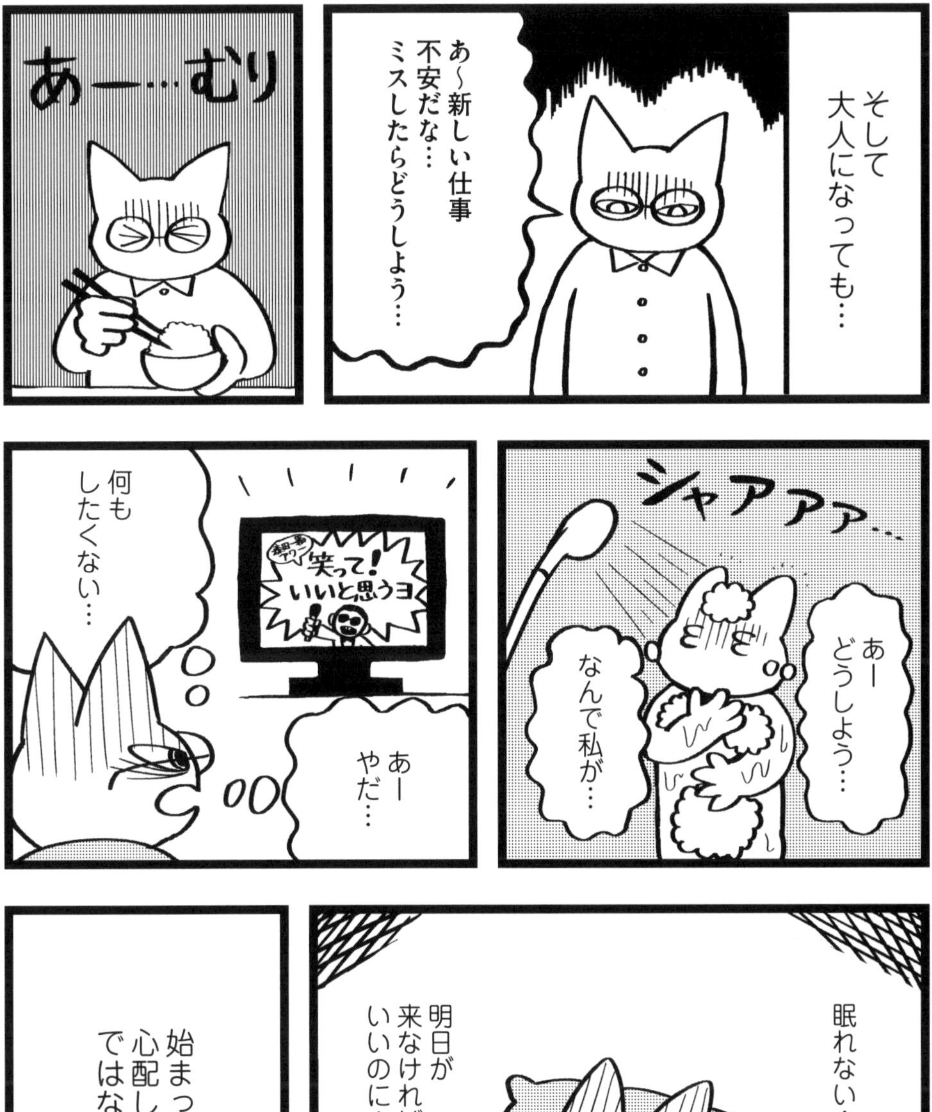
そして
大人になっても…
あ～新しい仕事
不安だな…
ミスしたらどうしよう…
あー…むり
シャアアア…
あー
どうしよう…
なんで私が…
笑って！
いいと思うヨ
あー
やだ…
何も
したくない…
眠れない…最悪…
明日が
来なければ
いいのに…
始まってみたら
心配していたほど
ではなかった…

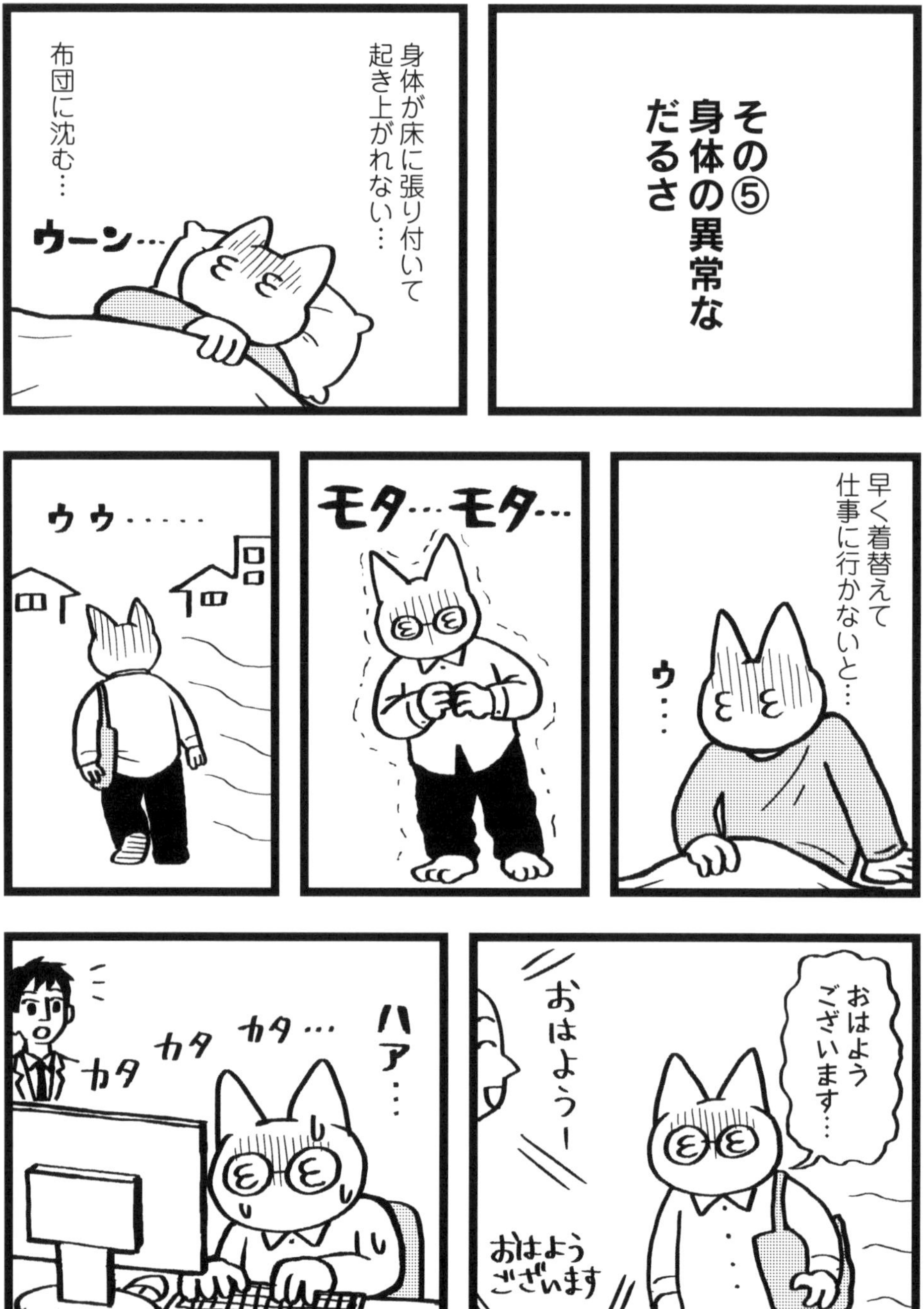
その⑤
身体の異常な
だるさ
身体が床に張り付いて
起き上がれない…
布団に沈む…
ウーン…
早く着替えて
仕事に行かないと…
ウ…
モタ…モタ…
ウゥ……
おはよう
ございます…
おはようー
おはよう
ございます
ハア…
カタ カタ カタ…

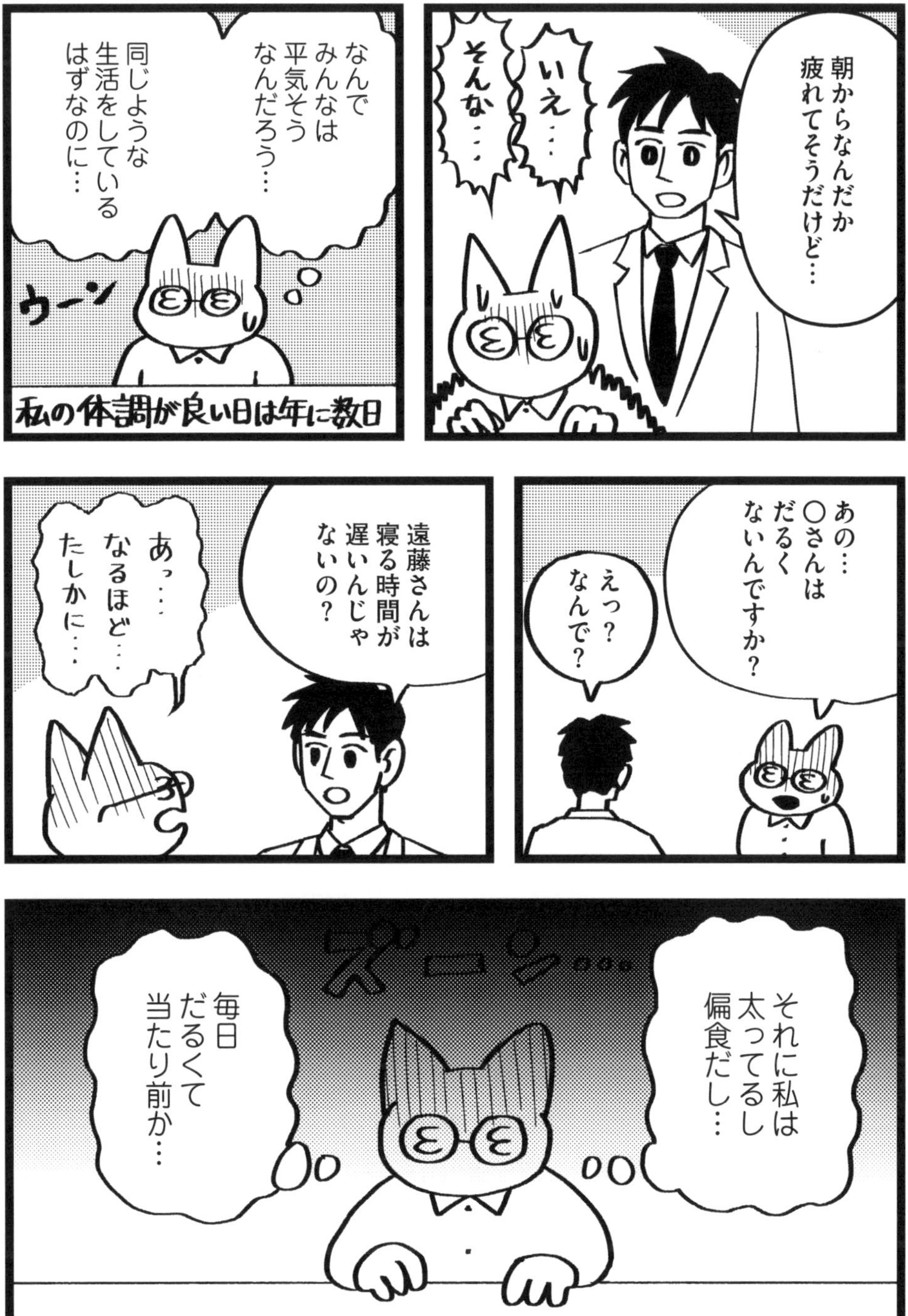
朝からなんだか疲れてそうだけど…
いえ…
そんな…
なんでみんなは平気そうなんだろう…
同じような生活をしているはずなのに…
ウーン
私の体調が良い日は年に数日
あの…○さんはだるくないんですか？
えっ？なんで？
遠藤さんは寝る時間が遅いんじゃないの？
あっ…なるほど…たしかに…
ズーン…
それに私は太ってるし偏食だし…
毎日だるくて当たり前か…

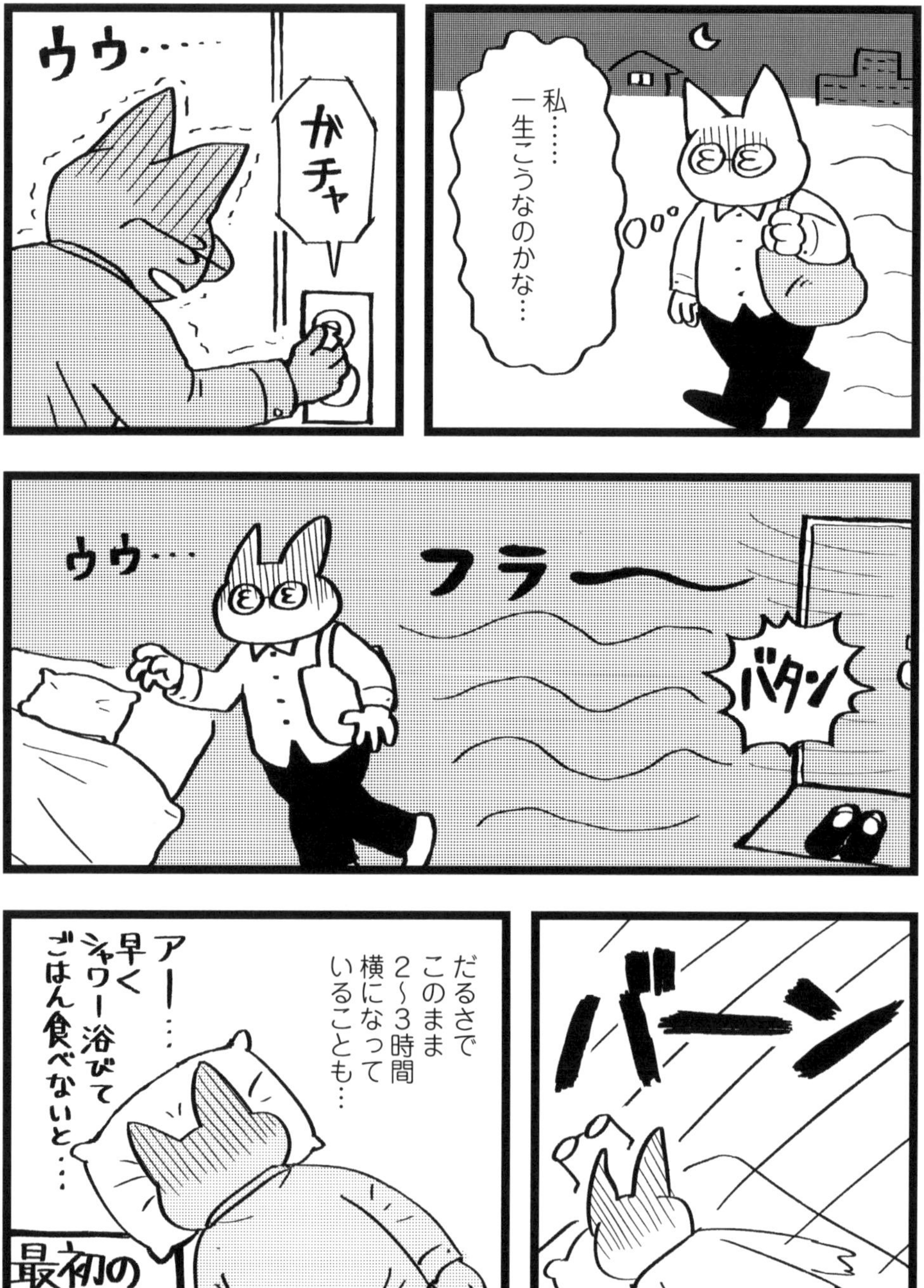

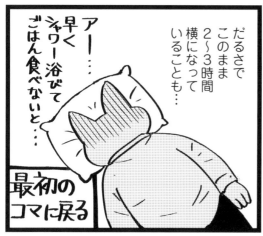

私……
一生こうなのかな…
ウウ……
ガチャ
バタン
フラ〜
ウウ…
バーン
だるさで このまま 2〜3時間 横になって いることも…
アー…… 早く シャワー浴びて ごはん食べないと……
最初の コマに戻る

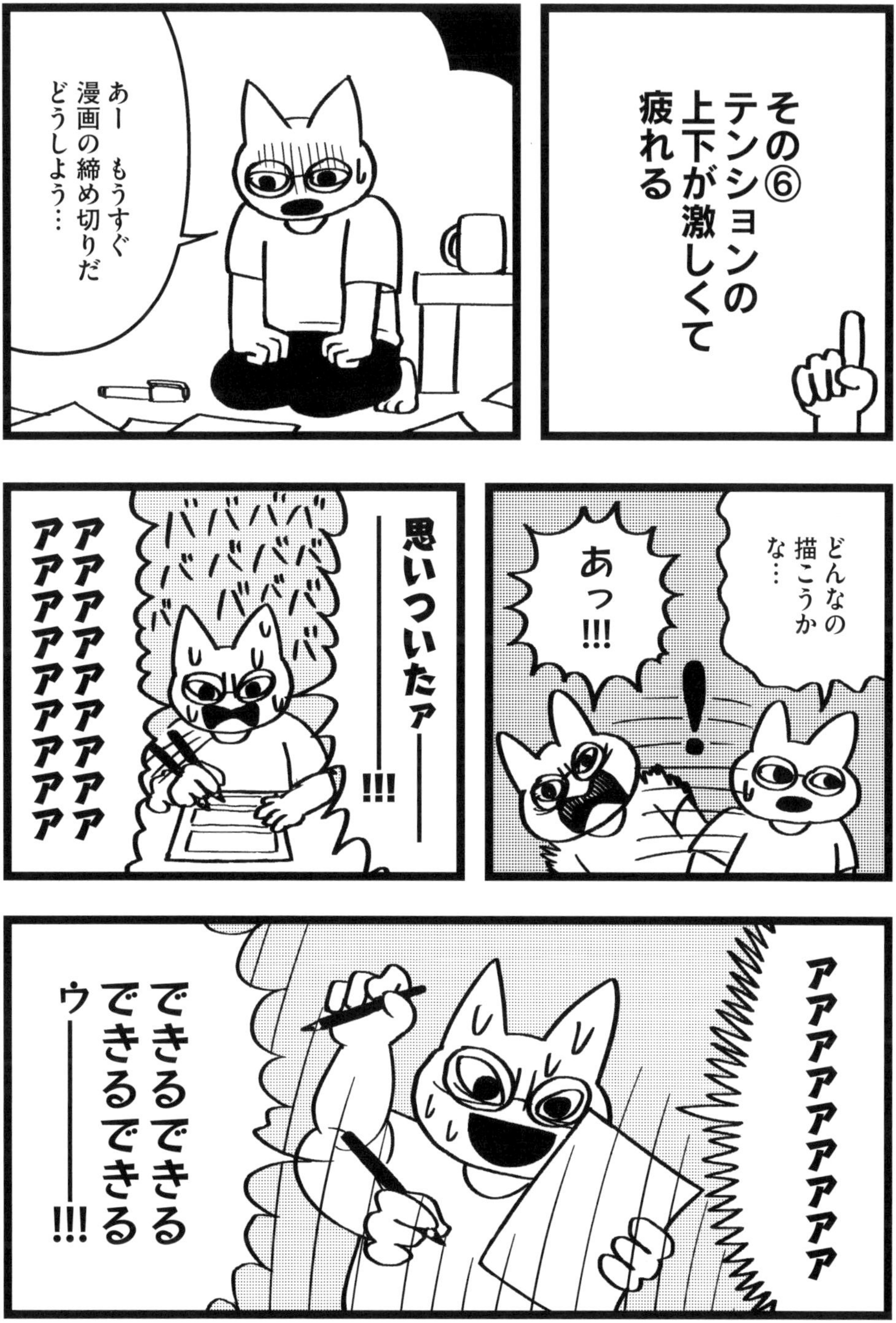
その⑥
テンションの
上下が激しくて
疲れる
あー　もうすぐ
漫画の締め切りだ
どうしよう…
どんなの
描こうか
な…
あっ!!!
!
思いついたァ――――!!!
アアアアアアアアア
アアアアアアアアア
アアアアアアアアア
できるできる
できるできる
ウ――――!!!

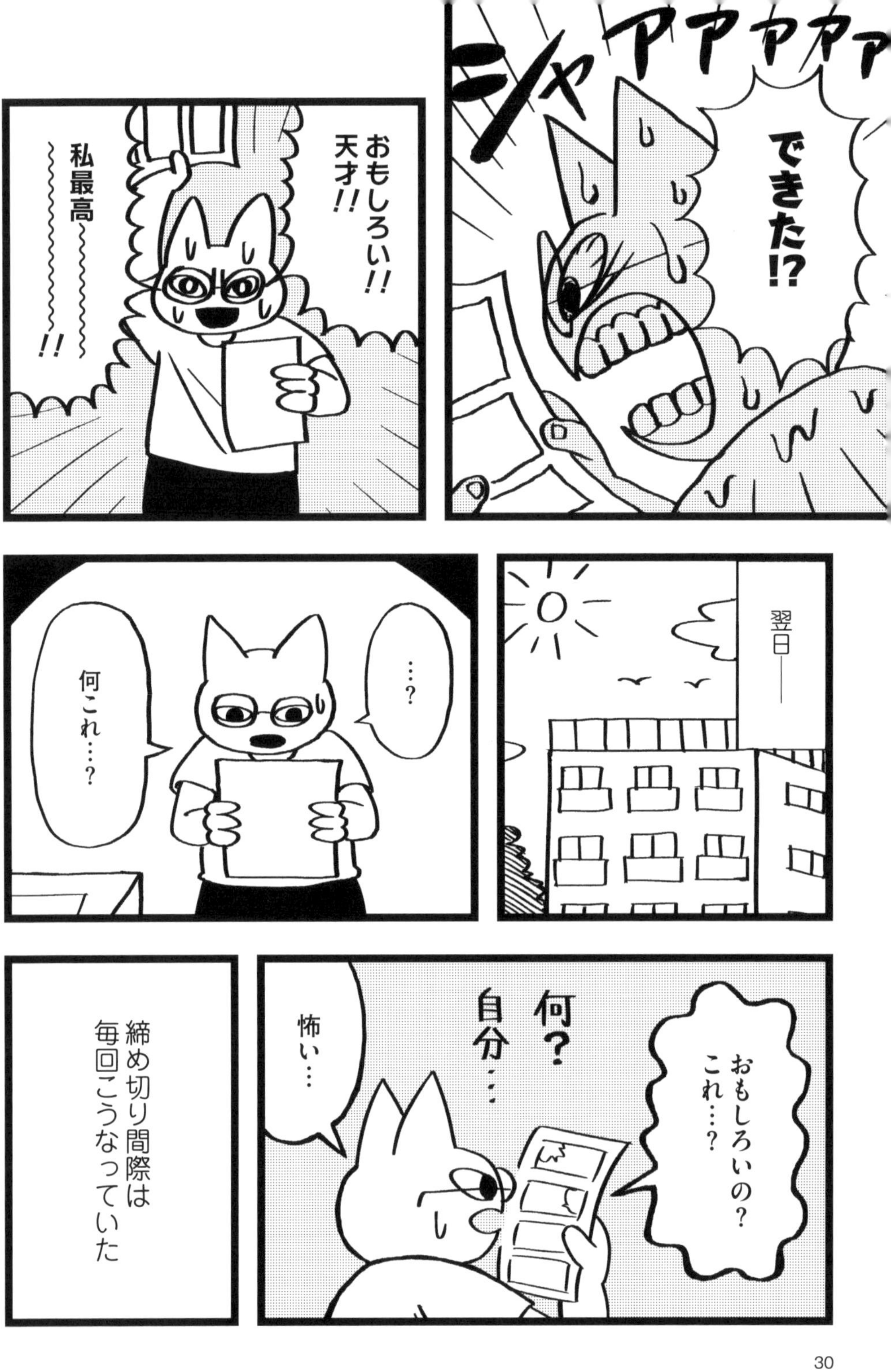
シャアアアアア
できた!?
おもしろい!!
天才!!
私最高~~~~~~~~!!
翌日——
…?
何これ…?
おもしろいの?
これ…?
何?
自分…
怖い…
締め切り間際は
毎回こうなっていた

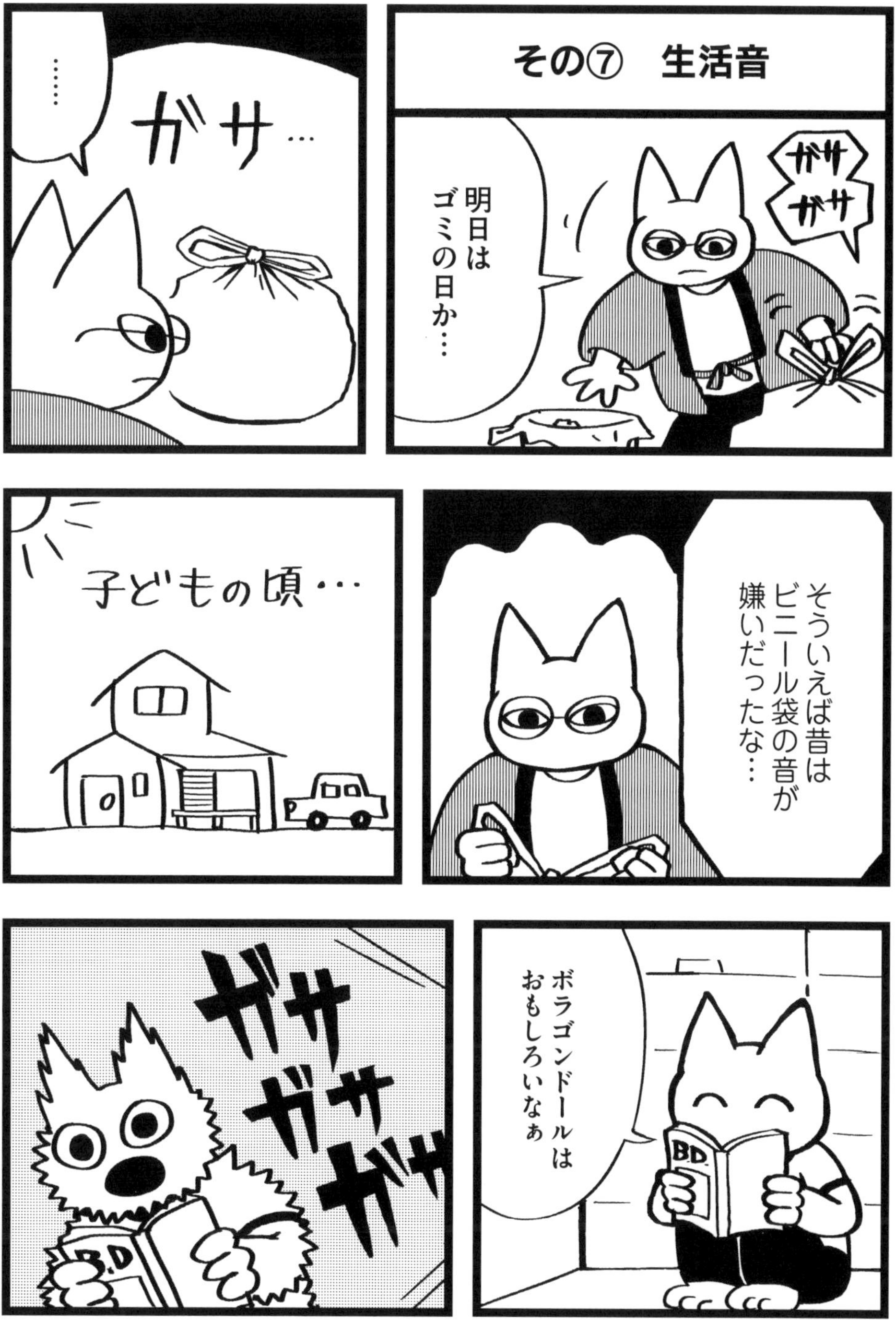
その⑦　生活音
ガサ
ガサ
明日は
ゴミの日か…
そういえば昔は
ビニール袋の音が
嫌いだったな…
BD
ボラゴンドールは
おもしろいなぁ
……
ガサ…
子どもの頃…
ガサ
ガサ
ガサ
B.D

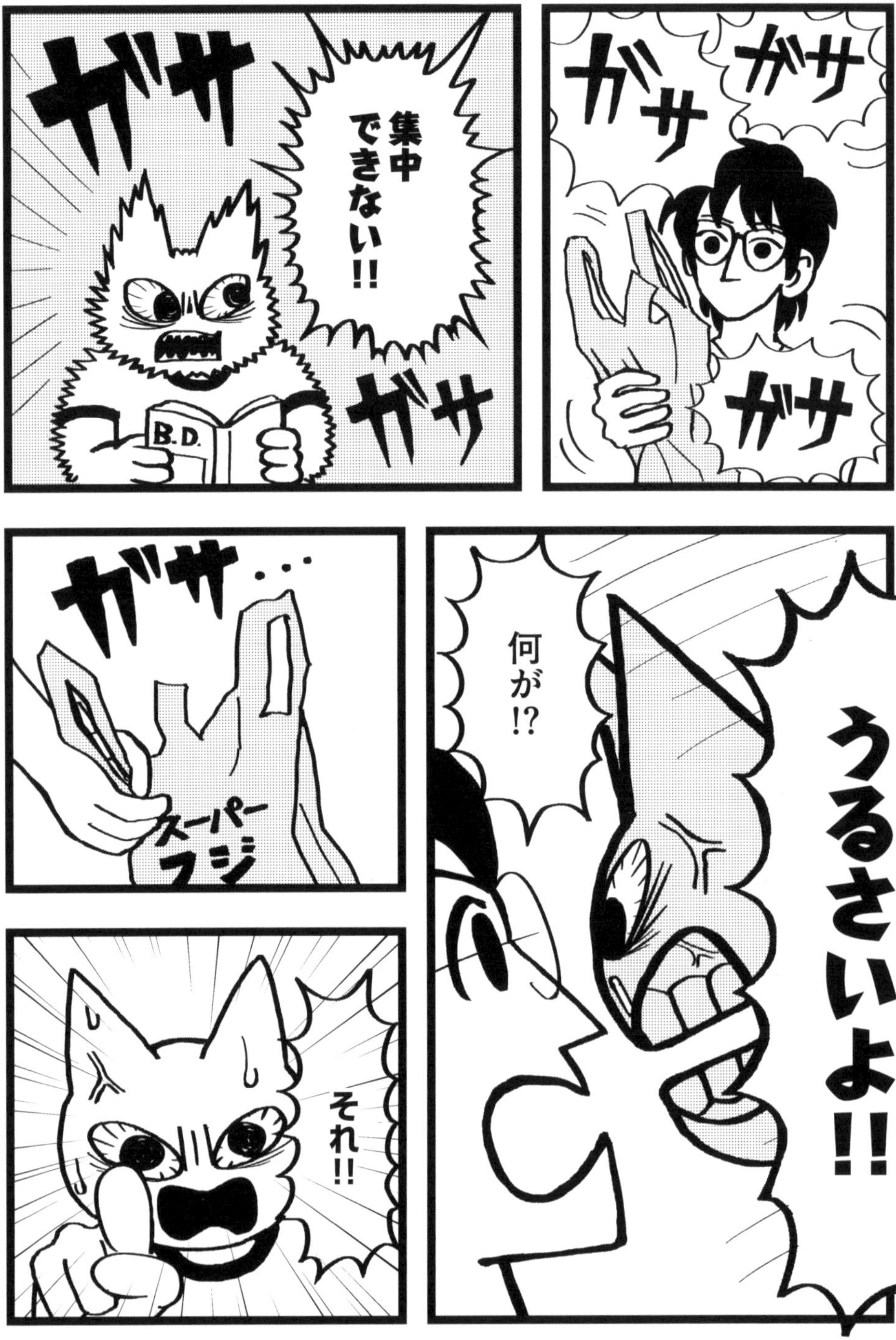
がサ
がサ
がサ
ガサ
集中できない!!
ガサ
B.D.
うるさいよ!!
何が!?
ガサ…
スーパーフジ
それ!!

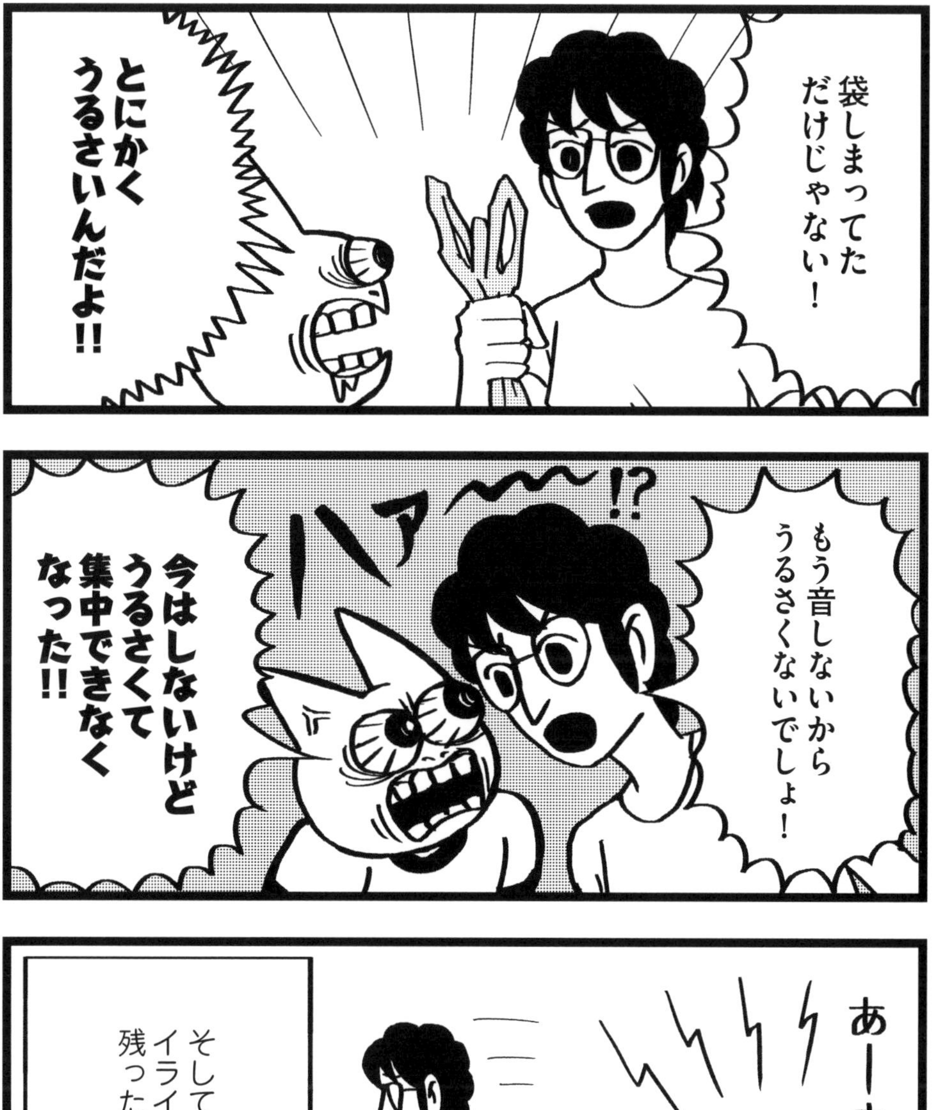

袋しまってただけじゃない！
とにかくうるさいんだよ!!
もう音しないからうるさくないでしょ！
ハア〜!?
今はしないけどうるさくて集中できなくなった!!
あーまったく!!
そしてムダなイライラだけが残ったのです…
毎日のように…

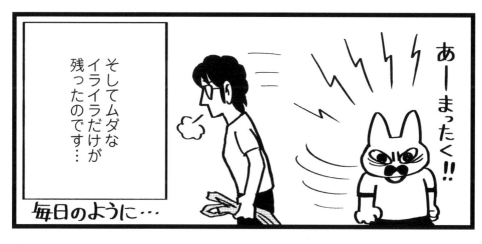

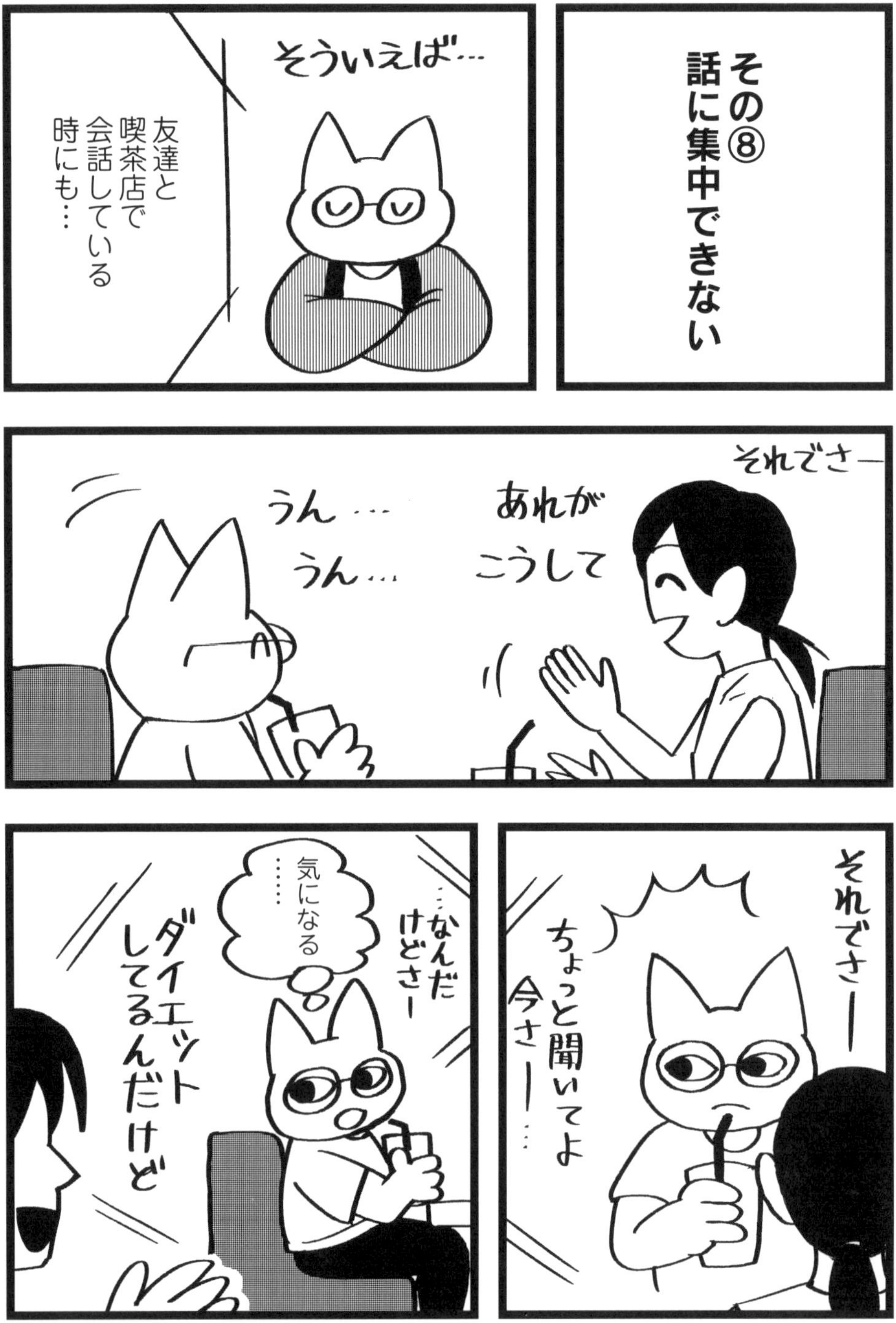
その⑧
話に集中できない
そういえば…
友達と喫茶店で会話している時にも…
それでさー
あれがこうして
うん…
うん…
それでさーー
ちょっと聞いてよ
今さーー…
…なんだけどさー
気になる……
ダイエットしてるんだけど

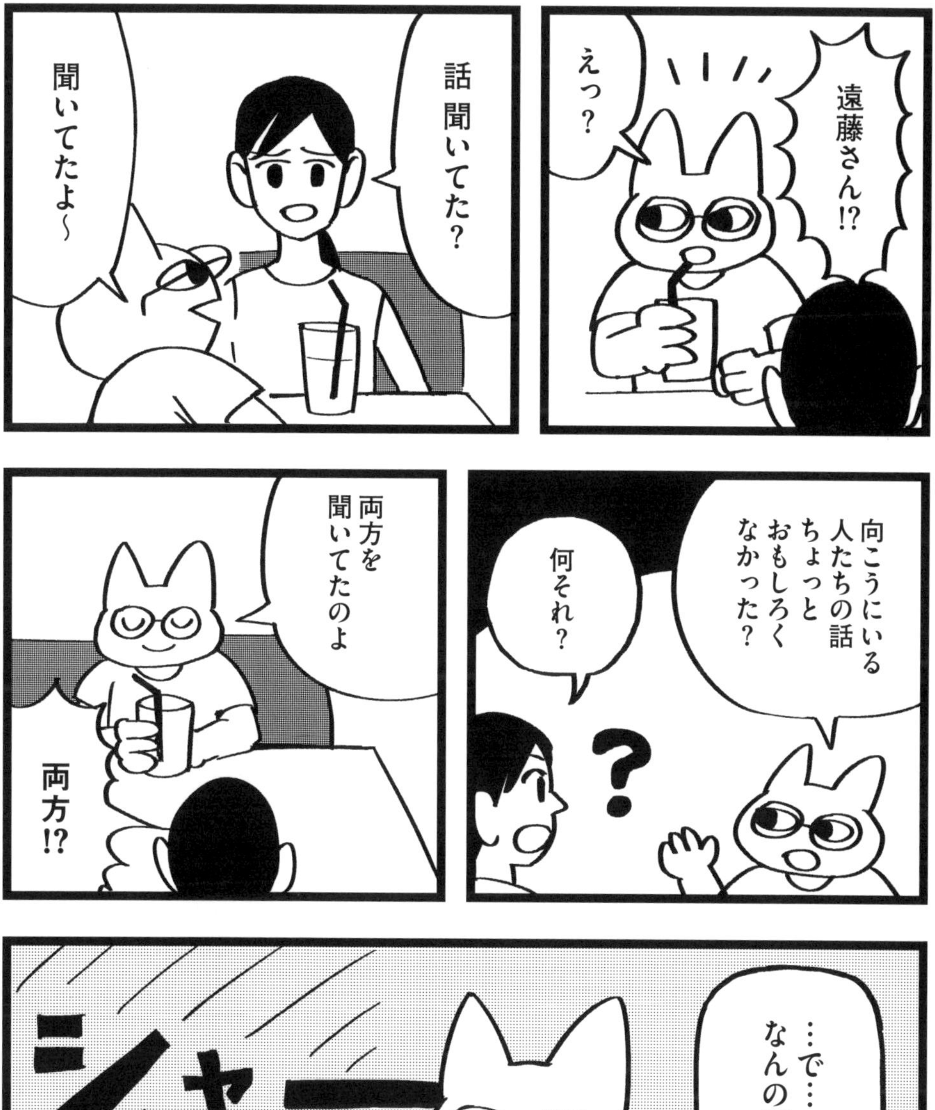
遠藤さん!?
えっ？
話 聞いてた？
聞いてたよ〜
向こうにいる人たちの話ちょっとおもしろくなかった？
何それ？
両方を聞いてたのよ
両方!?
…で…なんの話だっけ…？
シャー

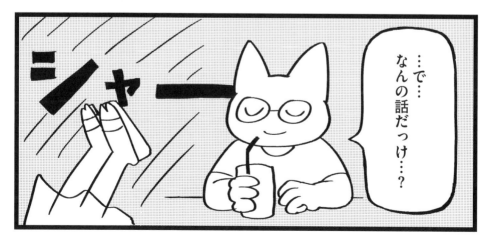

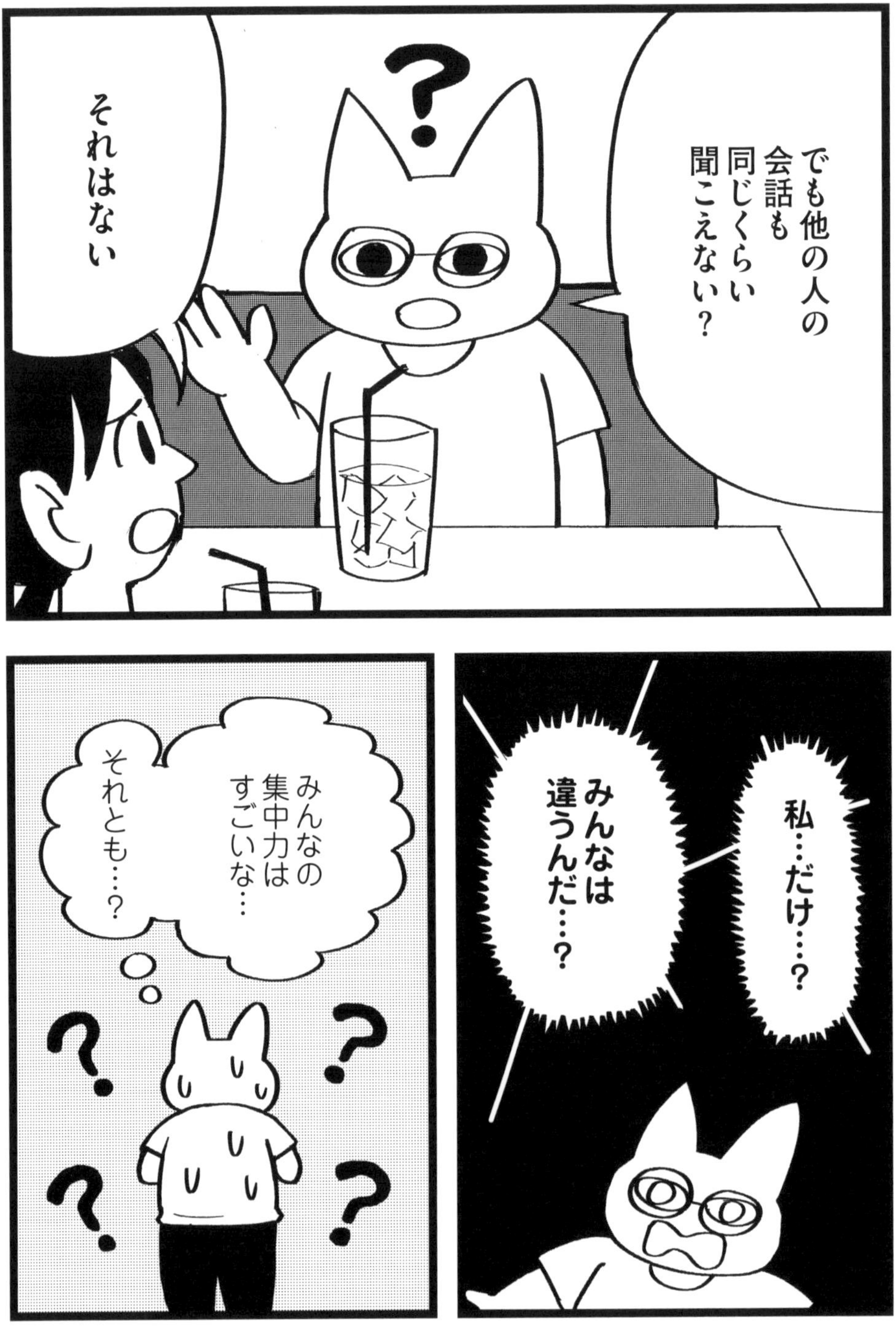
でも他の人の会話も同じくらい聞こえない？
それはない
私…だけ…？
みんなは違うんだ…？
みんなの集中力はすごいな…
それとも…？

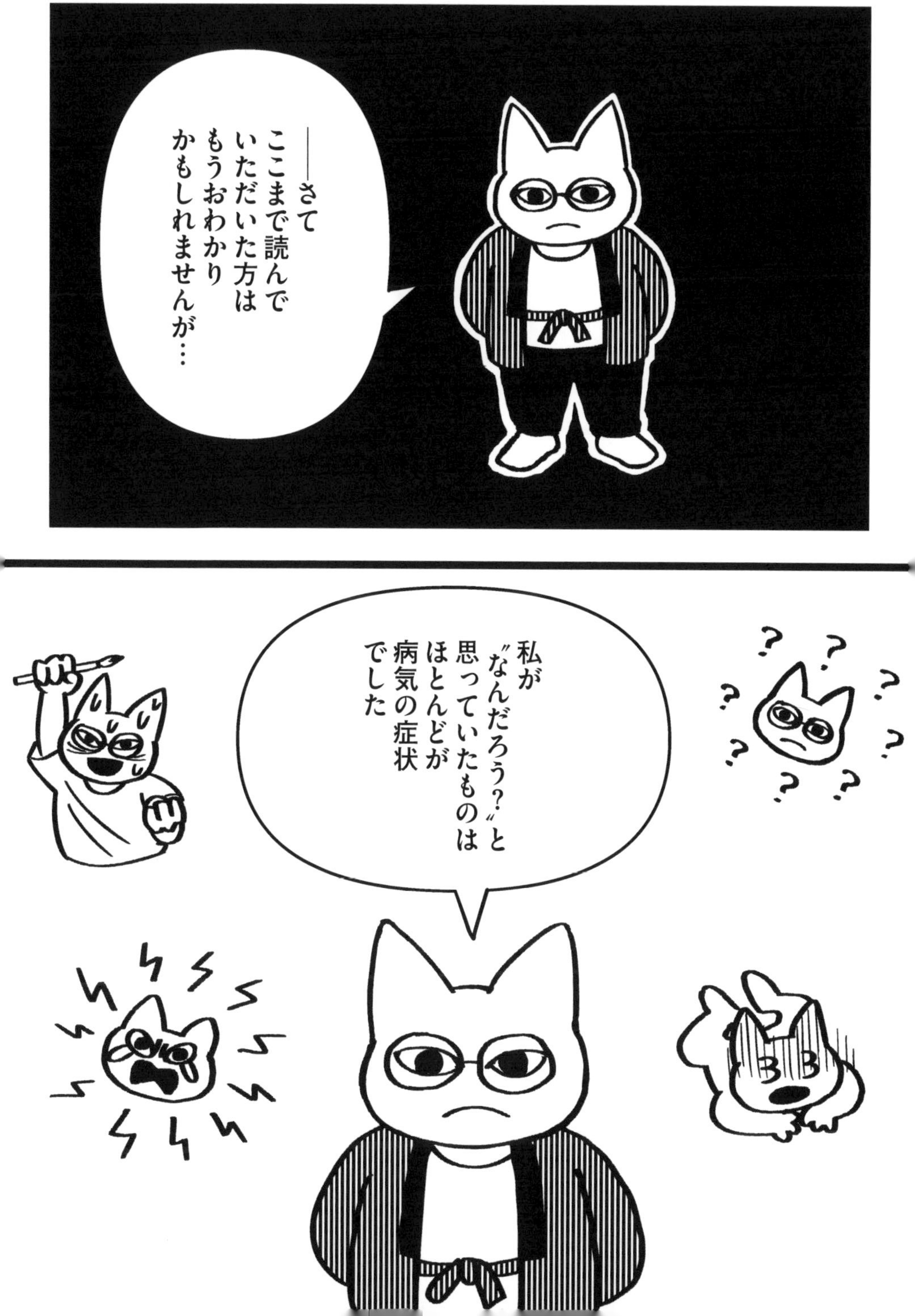
——さて
ここまで読んで
いただいた方は
もうおわかり
かもしれませんが…
私が
〝なんだろう?〟と
思っていたものは
ほとんどが
病気の症状
でした

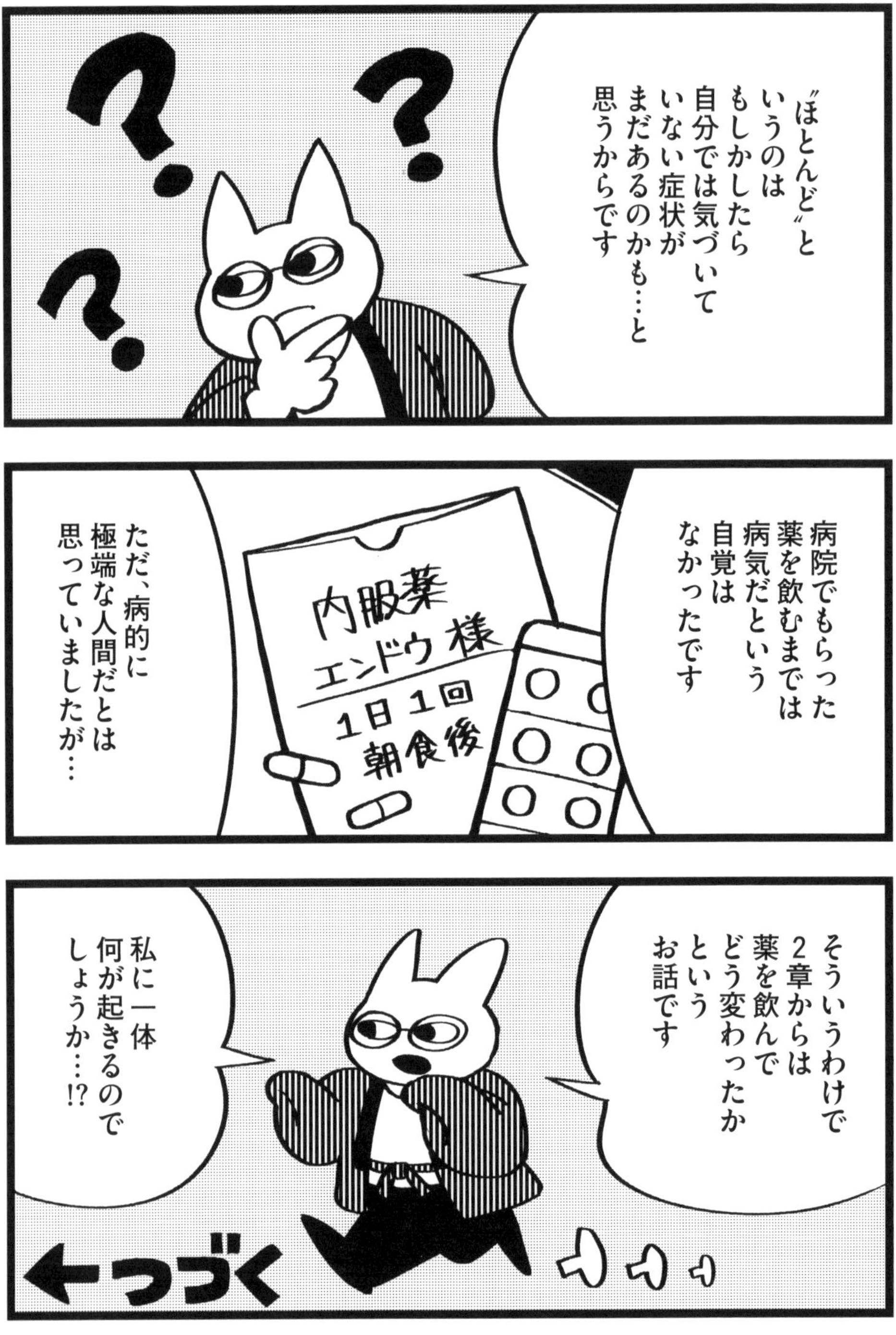
〝ほとんど〟というのはもしかしたら自分では気づいていない症状がまだあるのかも…と思うからです
病院でもらった薬を飲むまでは病気だという自覚はなかったです
内服薬
エンドウ様
1日1回
朝食後
ただ、病的に極端な人間だとは思っていましたが…
そういうわけで2章からは薬を飲んでどう変わったかというお話です
私に一体何が起きるのでしょうか…!?
←つづく

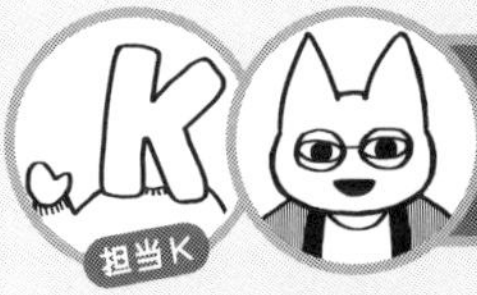

教えて！パントー先生 Q&A①

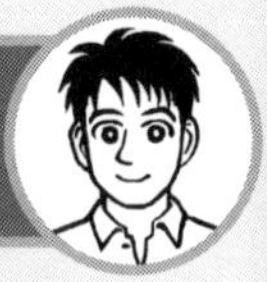

精神科医パントー・フランチェスコ先生に、心の病気のこと詳しく聞いてみたいと思います。

Q1

漫画の中で「映画の内容に集中できない」というエピソードがありましたが、精神疾患の症状の一つとして、映画に限らず本を読めなくなるなど、「インプット」が苦手になるという傾向があるように思います。それは、どうしてですか？

A　うつ病と、脳の前頭葉の機能を侵す病気の場合は、注意力・集中力の低下が出現します。物忘れ、注意散漫、頭に内容が入らないなどです。これは認知機能低下の一つと言えます。例えば、「本や雑誌など同じところを何度も読んでしまい、物語の筋が追えない」「バラエティー番組を見ても楽しいと思わない」「テレビを見るのも億劫」などです。多くの場合は気分の落ち込みに伴うもので、一過性のものです。仮性認知症とも言われています。

Q2

「体がだるい」と感じることは、精神疾患を持つ方以外の多くの方にもあることだと思うのですが、「病気である」ことを疑ったほうがいい〈兆候や段階〉はありますか？

A　体がだるい、つまり疲弊感は身体疾患、精神疾患、またただの一過性の不調による可能性があります。体がだるいという症状だけでは必ずしも病気を意味するわけではないです。例えば一過性のストレス、運動や多忙さによる疲労などもあります。精神科と心療内科においては、よく「支障をきたす可動化」と言う点を診断し、病的なものかを判断することが多いですね。イメージとしては以下の３側面を想像することが多いです。
第１に症状の重さ。抑うつ気分、だるさが数日で自然に良くなるか、あるいはずっと続くか、どの程度なのか、気分だけでなく体の不調もあるか。
第２に期間の長さ。２週間以上にわたって続く症状は慎重に判断した方が良いです。
第３に社会的問題を伴う可動化。症状のために学業や仕事に支障が生じているか？
この３つの側面を見て、耐えられる程度で、数日でなくなり、日常生活に支障が出ないとなれば、病気と考えなくても大丈夫でしょう。

Q3

先のことを考えすぎてしまう「取り越し苦労」は、直接病気の症状とは言えないかもしれませんが、度が過ぎる場合、当人自身も周囲も疲弊してしまいます…。病院にかかるほどでない場合の対処法などありますでしょうか？

A　通り越し苦労あるいは心配性は、多くの場合は気質、性格の部分とも言えますが、本人と周囲は疲弊してしまうこともありますね。コツは人それぞれで、これをすれば必ず治る！　とは言えませんが、個人的に推奨しているのは、

・心配していることを紙、スマホに書き下ろすこと。

書く時はまず具体的に何を心配しているのかを頭に浮かべ、客観視できるようにします。すると可視化できて、意外に解決策を見つけられ、「ああ、大したことではなかったと」思えるようになれるかもしれません。

・不確かな状況を受け入れる体質を作る努力をすること。

通り越し苦労の多くの場合は、「コントロールしないと気が済まない」性格に伴うことが多いです。全て制御可能な範囲であれば落ち着きますが、知らないこと、己のコントロールから逸脱する状況があれば、不安になることが多いです。自分は全てをコントロールできない、人生には他者、運、など依存することが多いと受け入れられるようになれば、意外とラクになれるのではないかと思います。

Q4

漫画の遠藤さんのように、音に敏感になったり、人によっては光にも敏感になる方もいらっしゃるようですが、それはどうしてですか？

A　そういう症状を感覚過敏と言います。言葉通り、全ての五感に関わる可能性があります、聴覚過敏、視覚過敏、触覚過敏、嗅覚過敏、味覚過敏がそうです。原因は大きく3つに分けることができます。

・身体疾患

耳、目などに身体疾患がある場合、突発性難聴、メニエール病による聴覚過敏。また緑内障、白内障による視覚過敏など。また、脳卒中など脳の神経系に障害が起こることで感覚過敏が起こり得ます。

・発達障害と他の精神疾患（統合失調症のような精神病）

アメリカ精神医学会の診断基準であるDSM-5では、発達障害の自閉スペクトラム症の特性の1つとして感覚過敏症などの感覚異常があるとしています。

また統合失調症の場合は幻覚、幻視も認めることがあるため、患者さんは視覚と聴覚に対して予期不安を感じることがありえます（もしかしてこれは幻聴、幻覚か？　症状が悪化しているか？　など）。ときに何も悪化していないのに、心配症になることもあり得ます。

・不安やストレスによる側面

感覚は体調や気分によっても左右されます。また、緊張や疲労によるストレスが原因で感覚過敏になることもあります。

Q5 精神的な疾患の場合、病院への受診は早ければ早いほどいいと聞きますが、思春期の子供さんの場合、またはその親御さんも精神科への受診はなかなかハードルが高いと思います。このような時に前段階として相談できる機関などはありますか？

A 子供の場合は逆に医療機関以外の相談窓口が受診のハードルを下げることが多いですね。まず親はよく子供の話を聞いて、希望を聞くことが極めて大事です。無理やりの受診は逆効果となることが多いため、子供の心の準備ができていない場合、見守りながら、「ここにいますよ、いつもそばにいます。なんでも受け入れるから、抱え込まないで、相談したい時、手伝いが欲しい時に声をかけてね」と優しく伝えることが大事です。また以下の機関もありますのでご参考になさってください。（ネット抜粋）

【子供家庭支援センター】

「どこに相談したらいいかわからない」まさにそんな時に利用できる子供の相談窓口です。18歳未満の子育ての悩みに全般的に対応していて、必要であれば専門的な機関を紹介してもらえます。ヘルパーやベビーシッター、一時預かり保育の相談も可能です。

東京都の子供家庭支援センター

http://www.fukushihoken.metro.tokyo.jp/kodomo/kosodate/ouen_navi/center.html

【教育相談センター】

子供の教育に関わる相談全般を請け負っています。いじめや不登校、子供のしつけから友人関係まで幅広くカバーしています。相談は原則無料。教育相談員などの専門家が対応しています。

東京都の教育相談センター　http://www.e-sodan.metro.tokyo.lg.jp/

【こどもの人権110番】

法務省が運営する電話相談窓口です。いじめや体罰、不登校や親による暴力・暴言など子供の人権に関わる相談をすることができます。子供、大人関係なく相談可能です。基本的に無料。

法務省：こどもの人権110　http://www.moj.go.jp/JINKEN/jinken112.html

【ヤング・テレホン・コーナー】

警視庁が運営している電話相談窓口です。警察官が対応するだけあって、未成年の出会い系サイト絡みの利用、無断外泊、万引き、暴力など非行と関係ある相談が多く寄せられるようですが、親や友人関係のお悩み、将来への不安などの悩み相談にも対応しています。

警視庁 ヤング・テレホン・コーナー

http://www.keishicho.metro.tokyo.lg.jp/sodan/shonen/young.html

【24時間子供 SOSダイヤル】

文部科学省が運営している電話相談窓口です。子供、保護者問わず24時間相談することができます。子供のいじめ、その他のトラブル相談全般を請け負い、電話をかけた地域の教育委員会の相談窓口につながります。

文部科学省 24 時間子供SOSダイヤル　https://www.mext.go.jp/ijime/detail/dial.htm

【ひきこもり地域支援センター】

厚生労働省が統括している、ひきこもりに特化した相談窓口です。相談員が相談支援を行うほか、同じ悩みを抱える人たちが悩みを共有するコミュニティーを紹介しています。

厚生労働省　ひきこもり VOICE STATION　https://hikikomori-voice-station.mhlw.go.jp/

以前 読んだ本に
「統合失調症患者のだるさは
登山の翌日のだるさが
続いている状態(の人もいる)」
と書いてありました。

あの体の重さ、動けなさは
誇張ではなく本当に
それくらいであると思います。

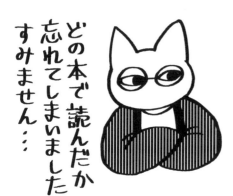

「だるい」
という言葉では
軽く見られて
しまう…!!

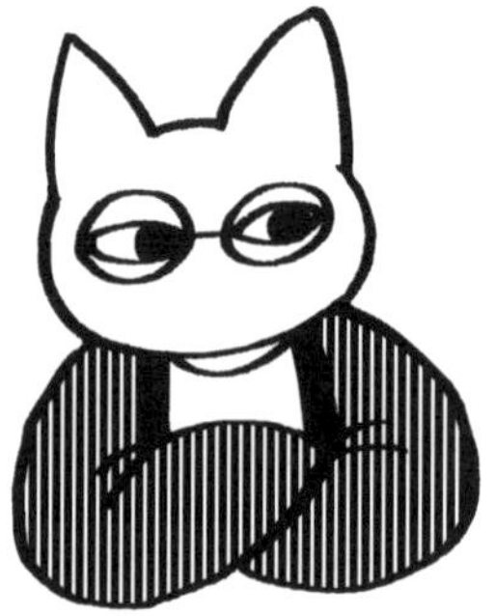

どの本で読んだか
忘れてしまいました
すみません…;

第2章

病院へ行ってからの変化

―試行錯誤期―

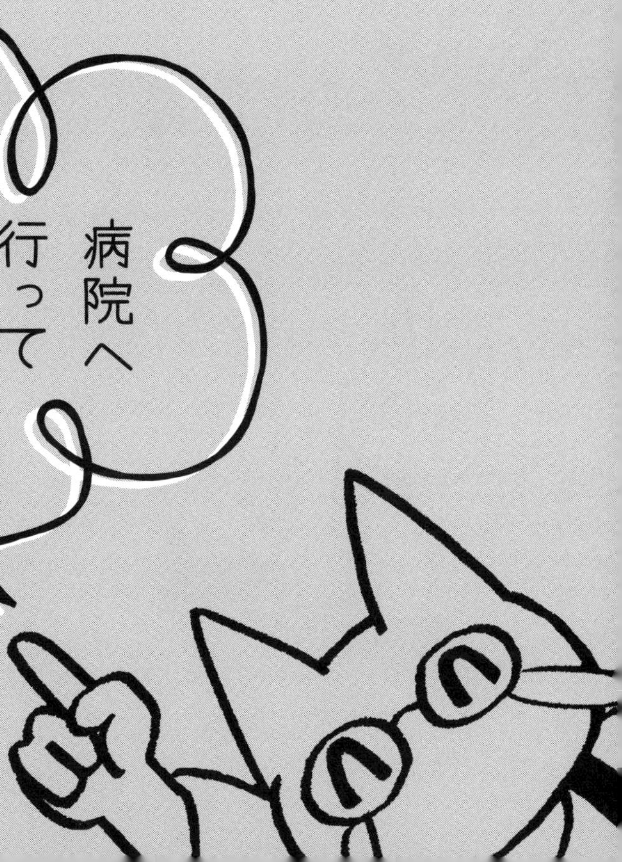

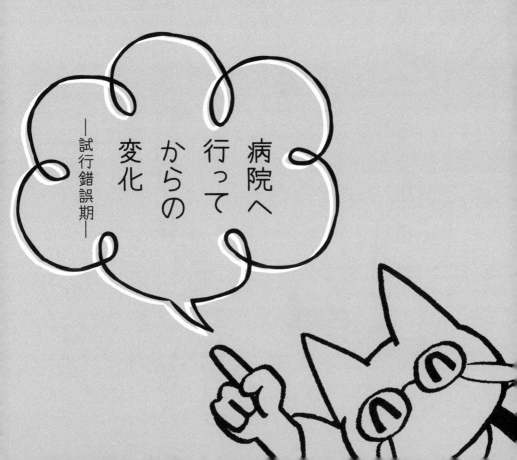

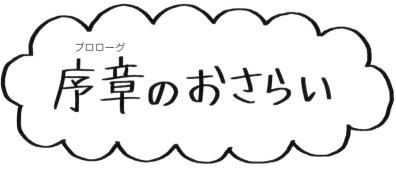

序章《プロローグ》のおさらい

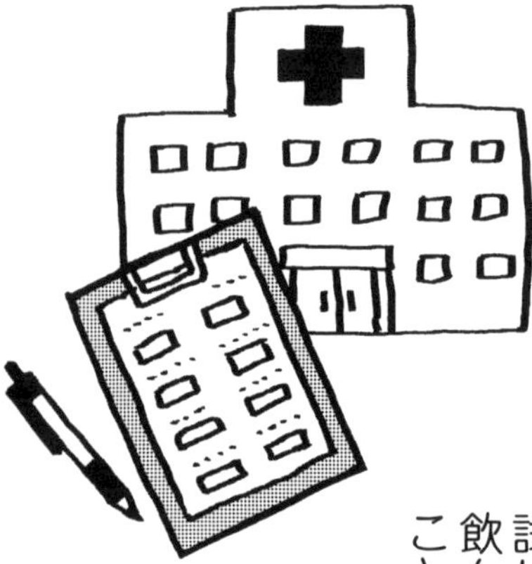

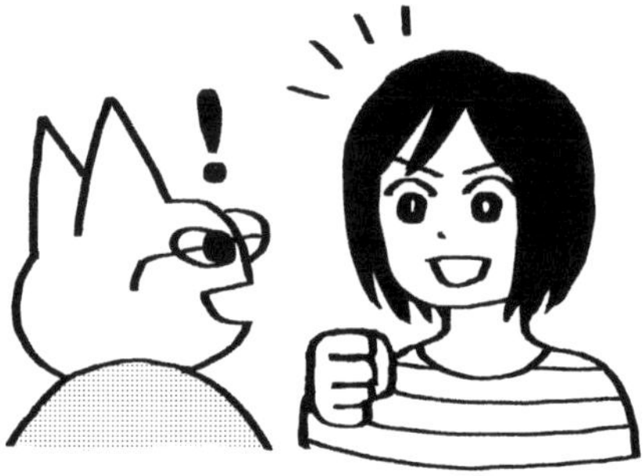

病院に行って
発達障害か
調べてもらい、
違ったものの

薬は出して
もらえたので
試しに
飲んでみる
ことに…

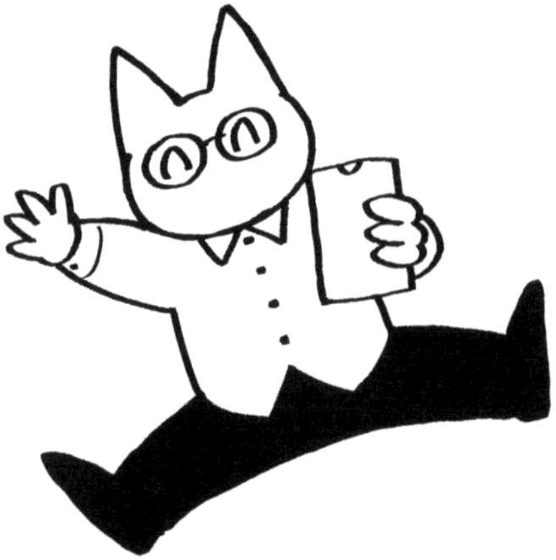

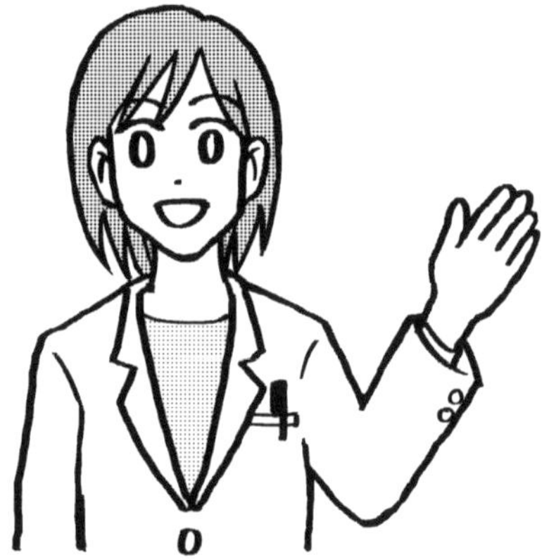

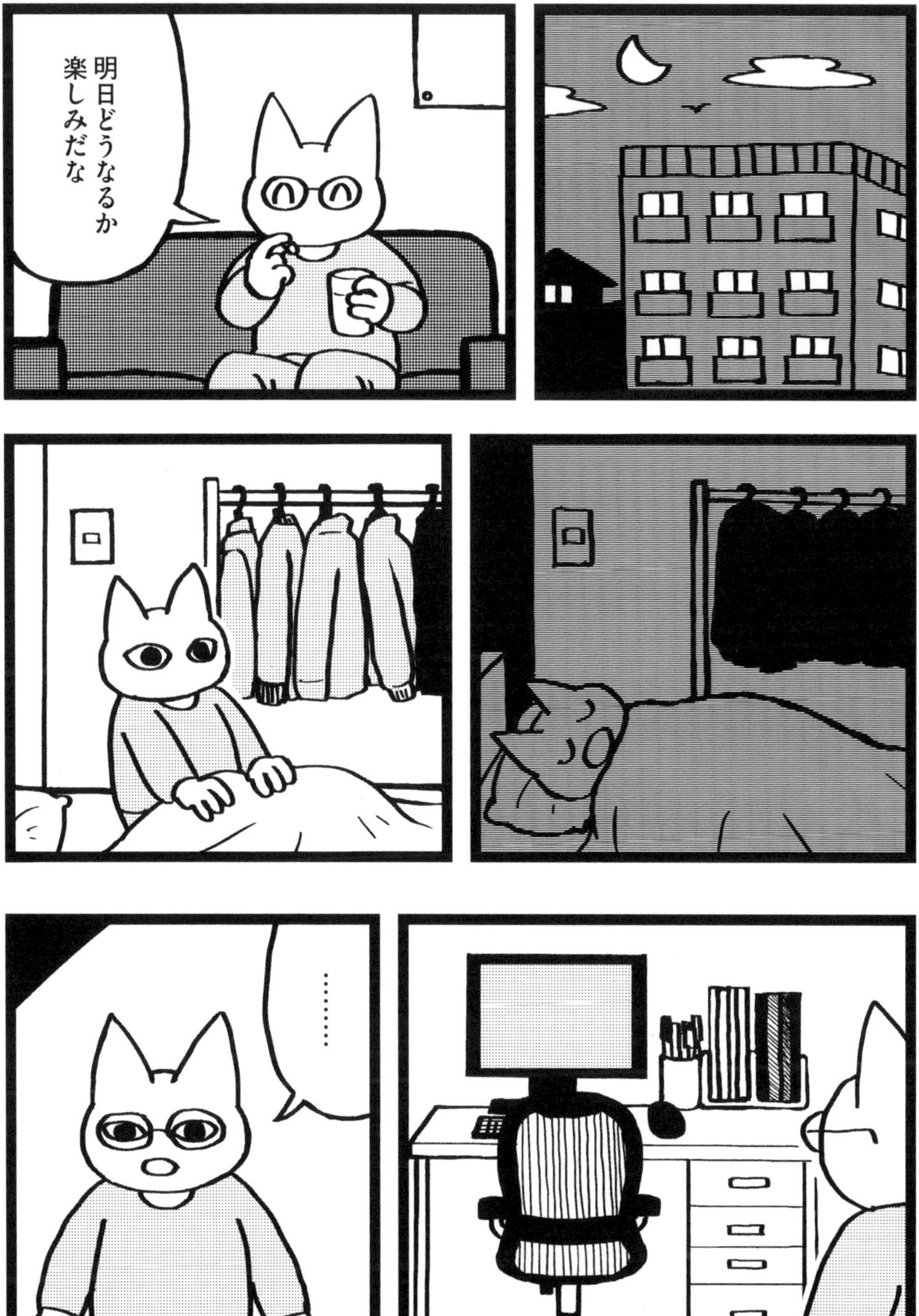
明日どうなるか
楽しみだな
……

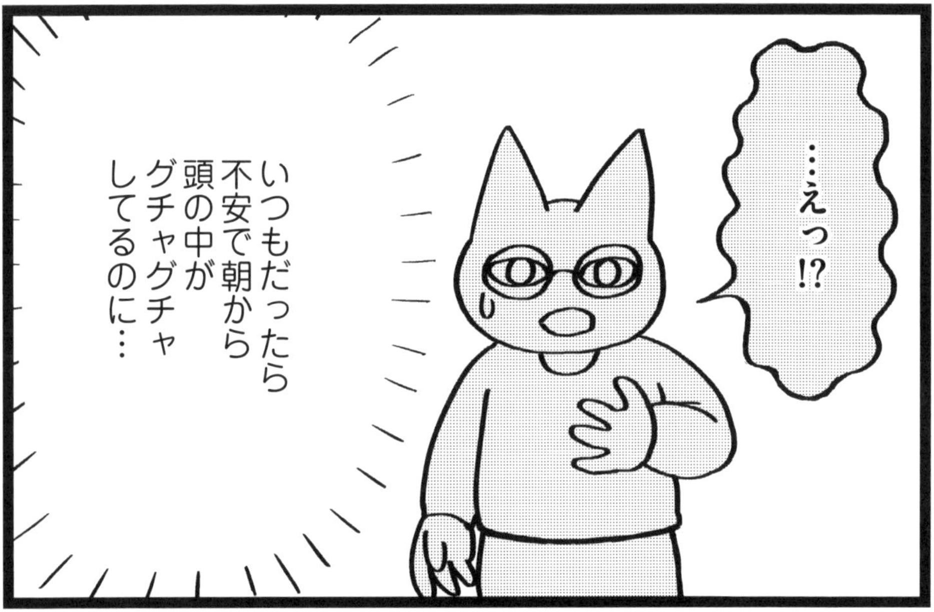
…えっ!?
いつもだったら不安で朝から頭の中がグチャグチャしてるのに…

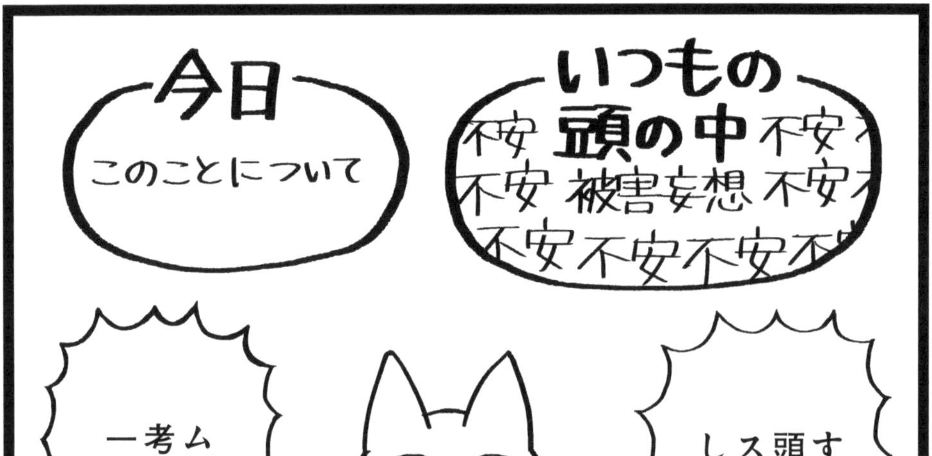
いつもの頭の中
不安 不安
不安 被害妄想 不安
不安不安不安
今日
このことについて
すごい!頭がスッキリしてる!
ムダな考え事が一切ない!!

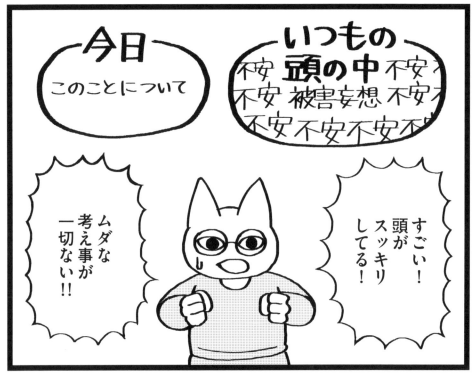

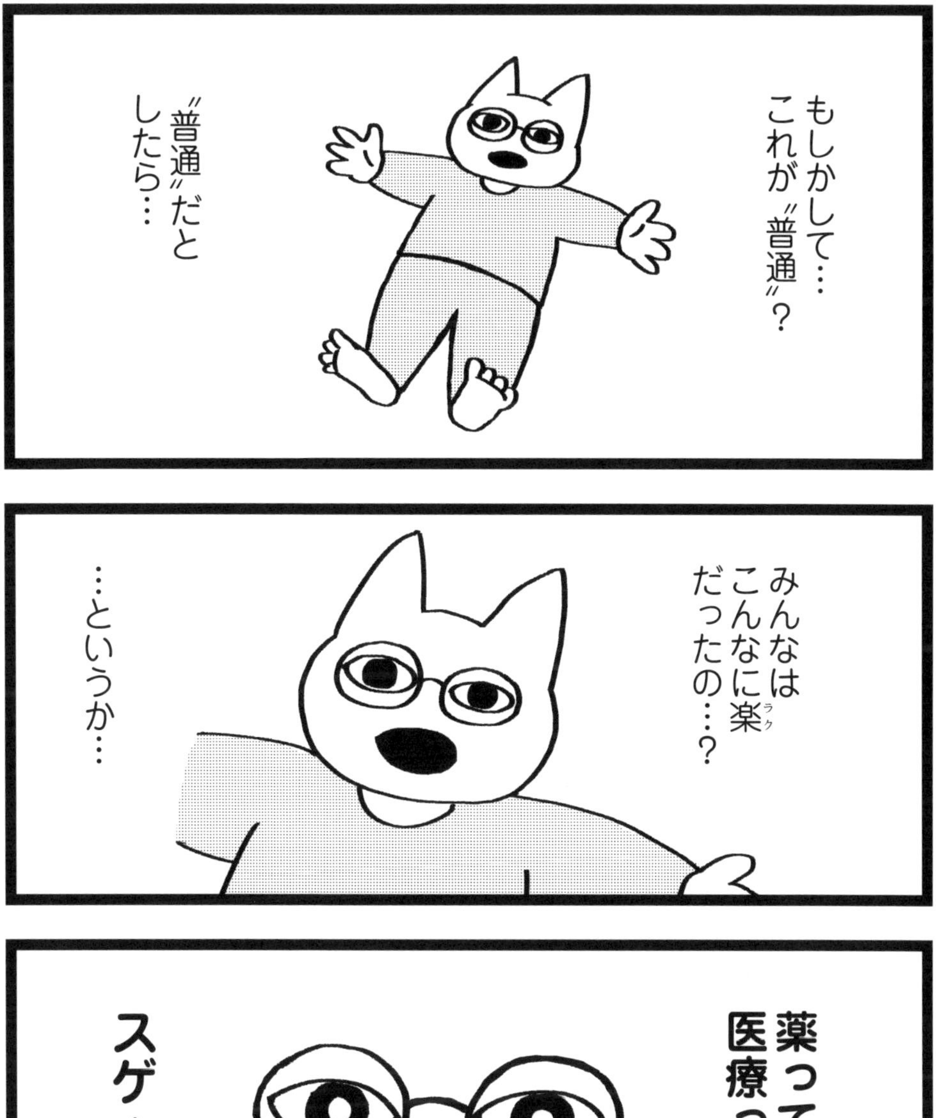
もしかして…
これが〝普通〟？
〝普通〟だと
したら…
みんなは
こんなに楽《ラク》
だったの…？
…というか…
薬って…
医療って…
スゲ――ッ

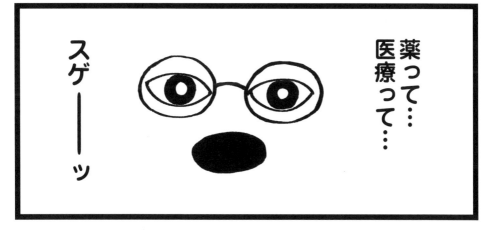

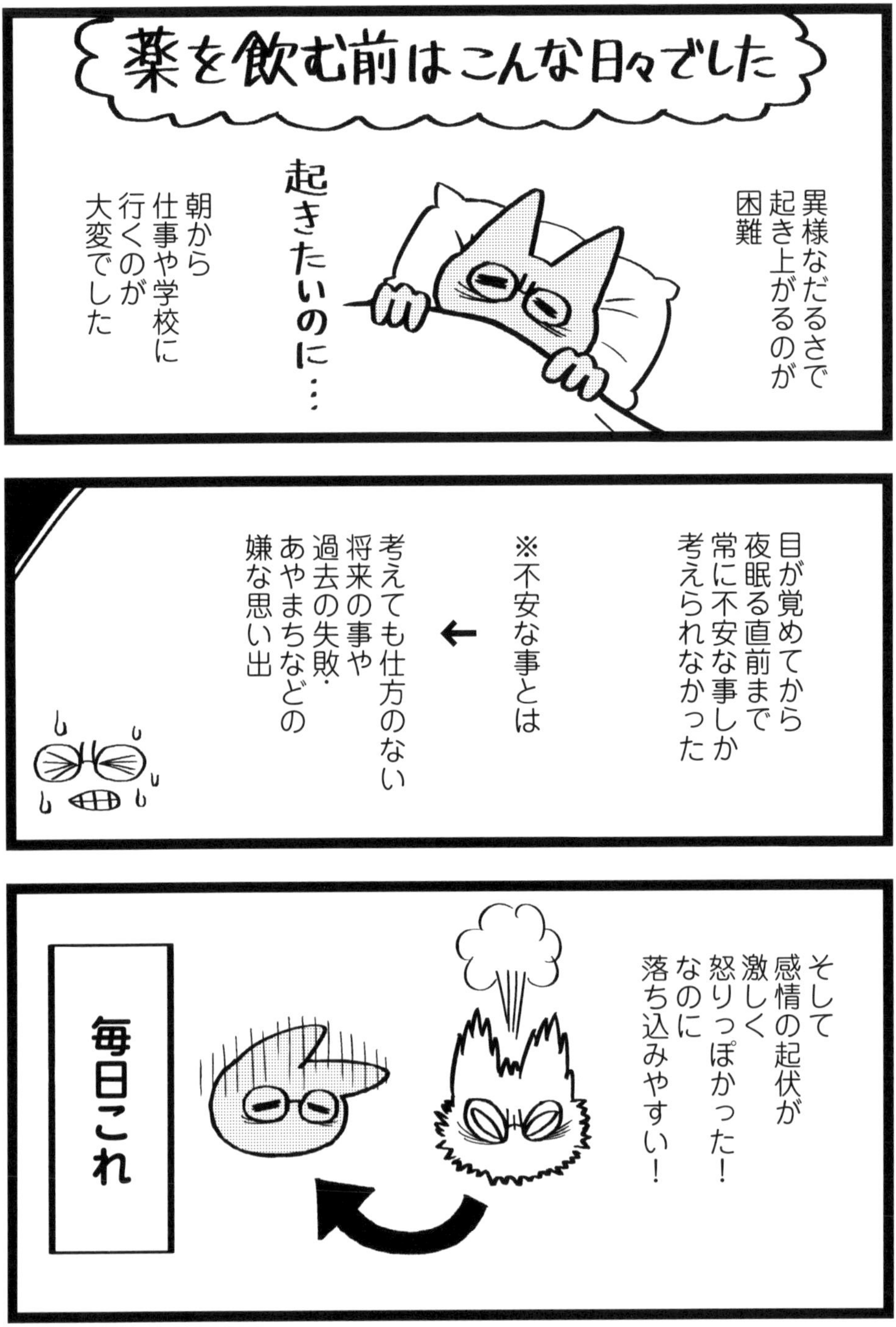
薬を飲む前はこんな日々でした
異様なだるさで起き上がるのが困難
起きたいのに…
朝から仕事や学校に行くのが大変でした
目が覚めてから夜眠る直前まで常に不安な事しか考えられなかった
※不安な事とは
考えても仕方のない将来の事や過去の失敗・あやまちなどの嫌な思い出
そして感情の起伏が激しく怒りっぽかった！なのに落ち込みやすい！
毎日これ

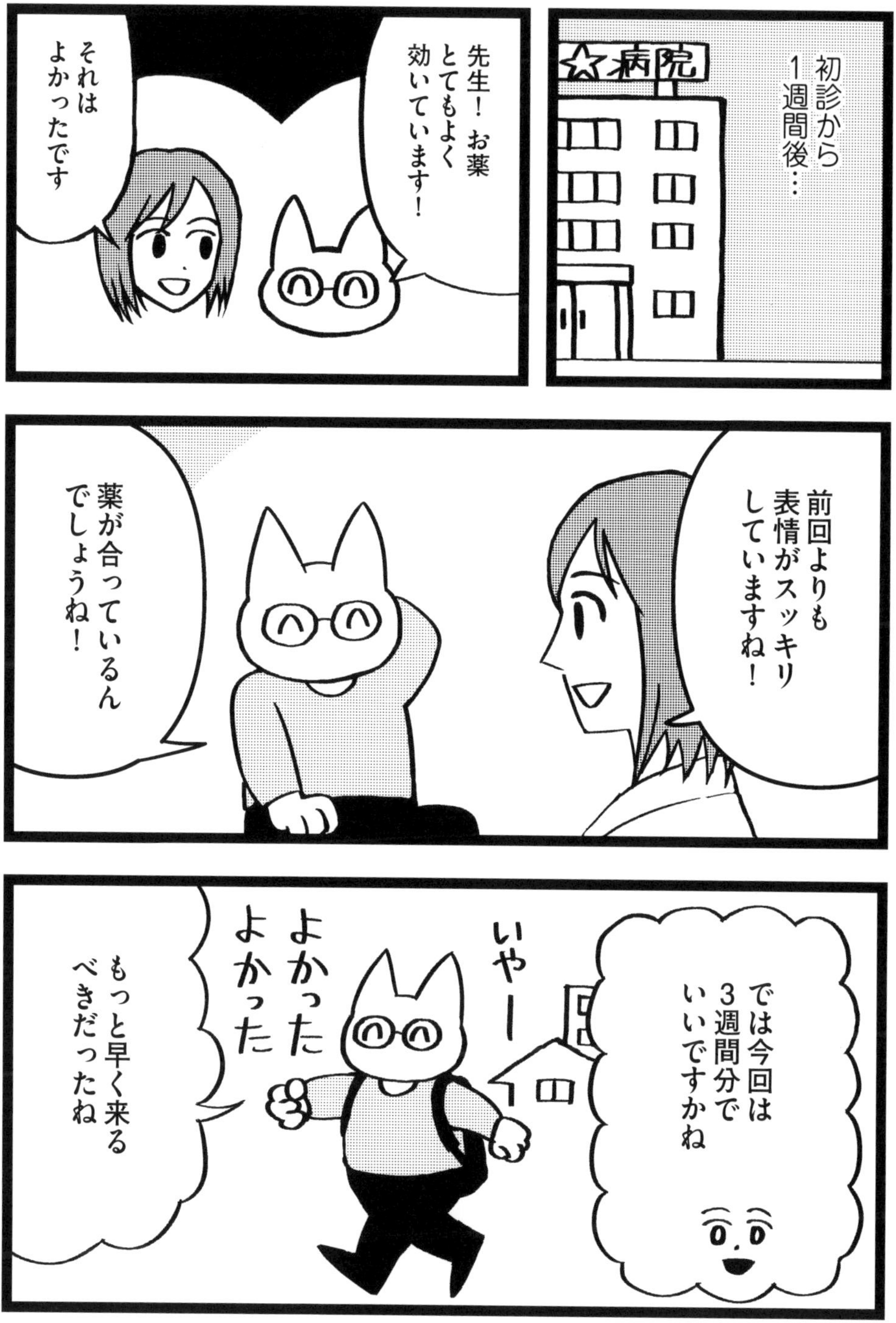
初診から1週間後…
病院
先生！お薬とてもよく効いています！
それはよかったです
前回よりも表情がスッキリしていますね！
薬が合っているんでしょうね！
では今回は3週間分でいいですかね
いやーよかったよかった
もっと早く来るべきだったね

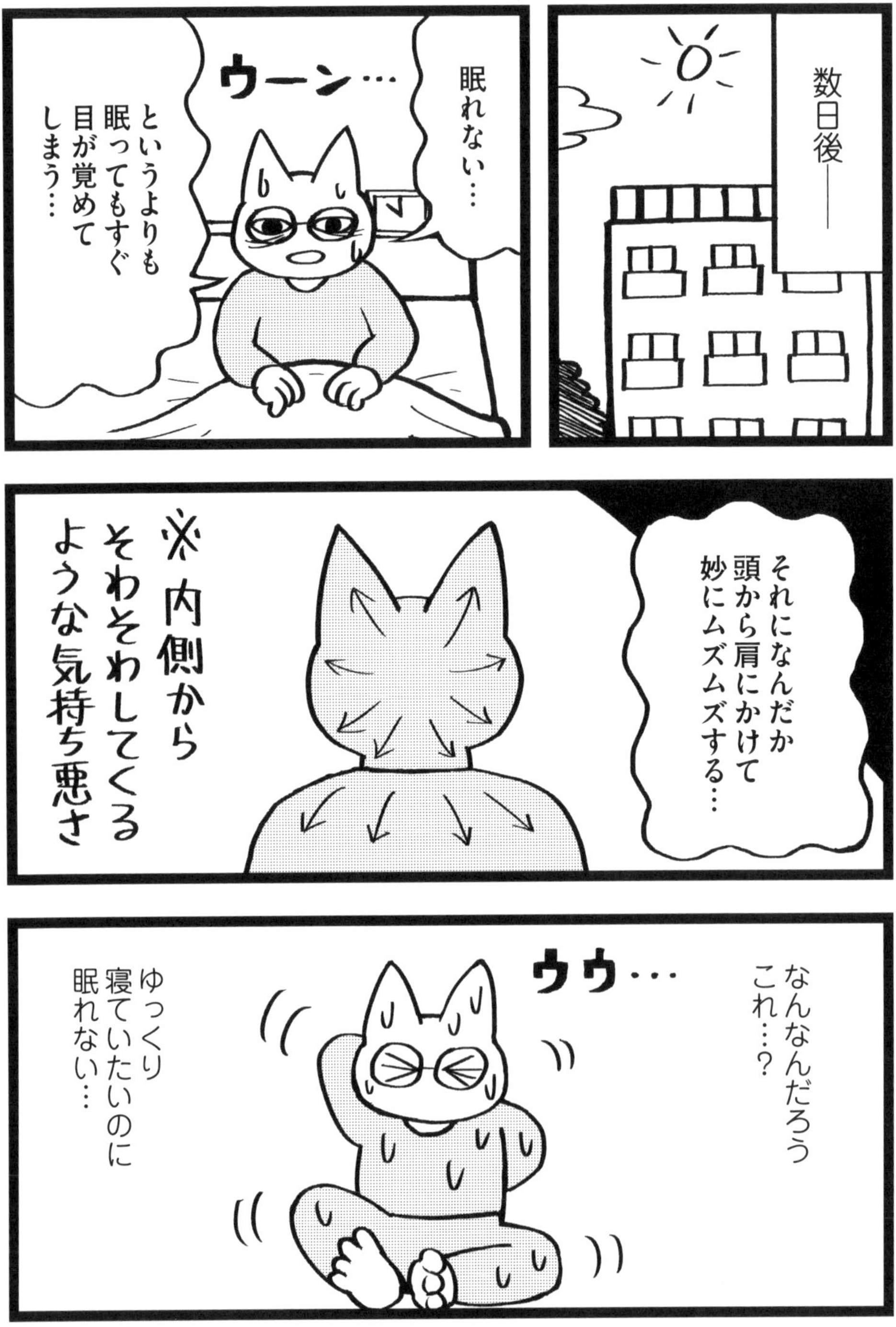

数日後——
眠れない…
ウーン…
というよりも眠ってもすぐ目が覚めてしまう…
それになんだか頭から肩にかけて妙にムズムズする…
※内側からそわそわしてくるような気持ち悪さ
なんなんだろうこれ…?
ウウ…
ゆっくり寝ていたいのに眠れない…

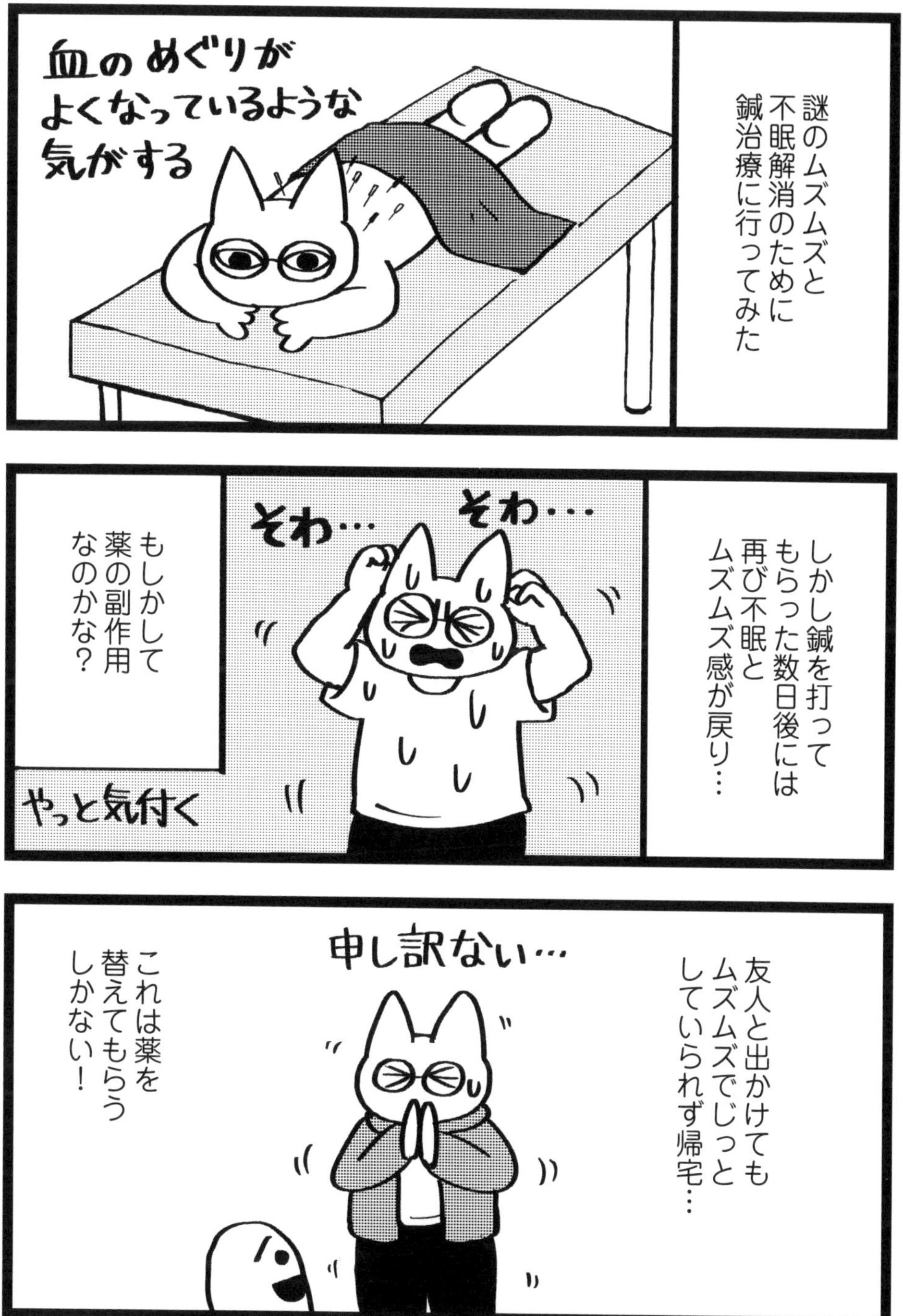
謎のムズムズと
不眠解消のために
鍼治療に行ってみた
血のめぐりが
よくなっているような
気がする
しかし鍼を打って
もらった数日後には
再び不眠と
ムズムズ感が戻り…
そわ…
そわ…
もしかして
薬の副作用
なのかな？
やっと気付く
友人と出かけても
ムズムズでじっと
していられず帰宅…
申し訳ない…
これは薬を
替えてもらう
しかない！

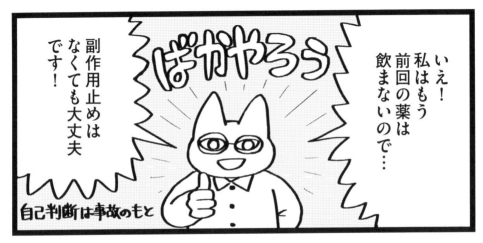

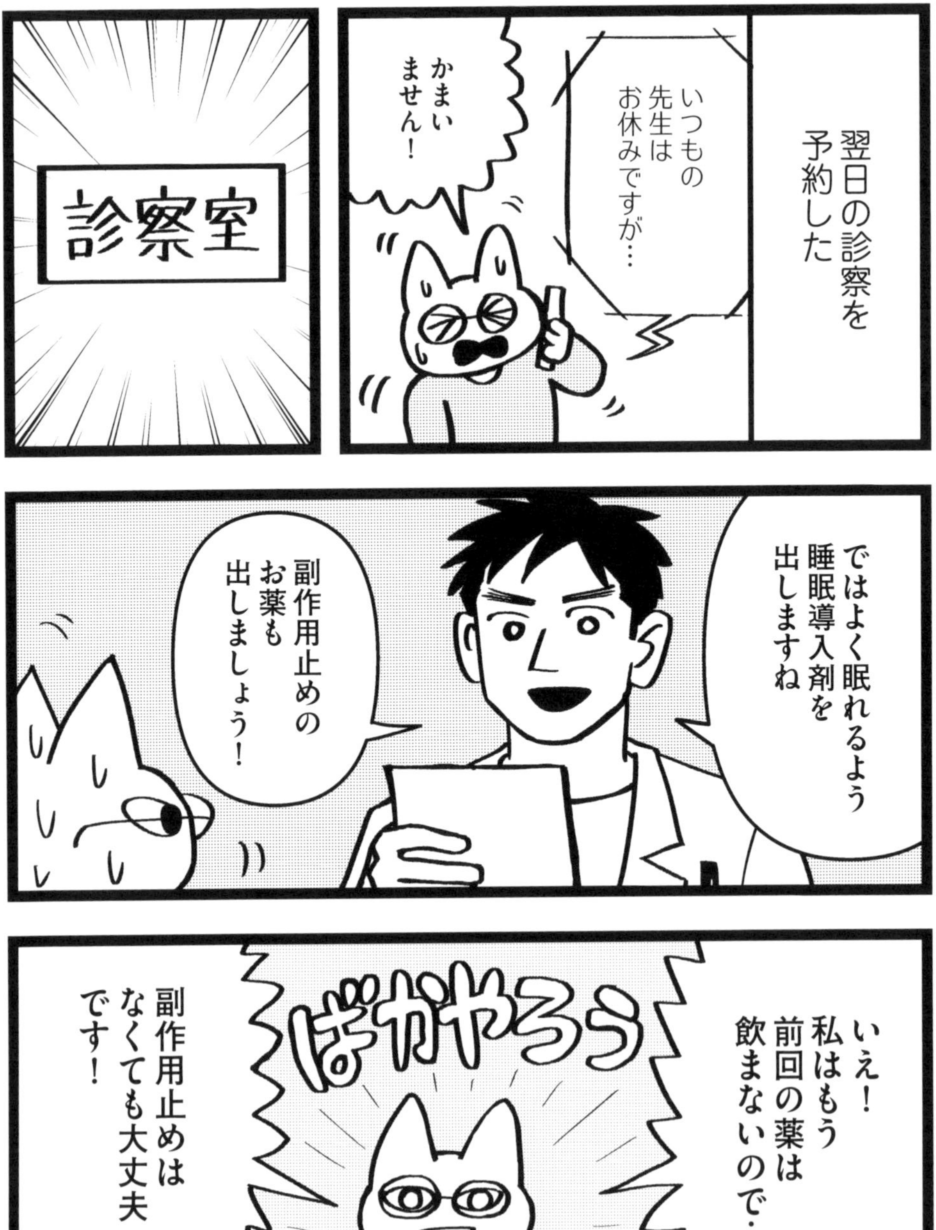
翌日の診察を予約した
いつもの先生はお休みですが…
かまいません！
診察室
ではよく眠れるよう睡眠導入剤を出しますね
副作用止めのお薬も出しましょう！
いえ！私はもう前回の薬は飲まないので…
ばかやろう
副作用止めはなくても大丈夫です！
自己判断は事故のもと

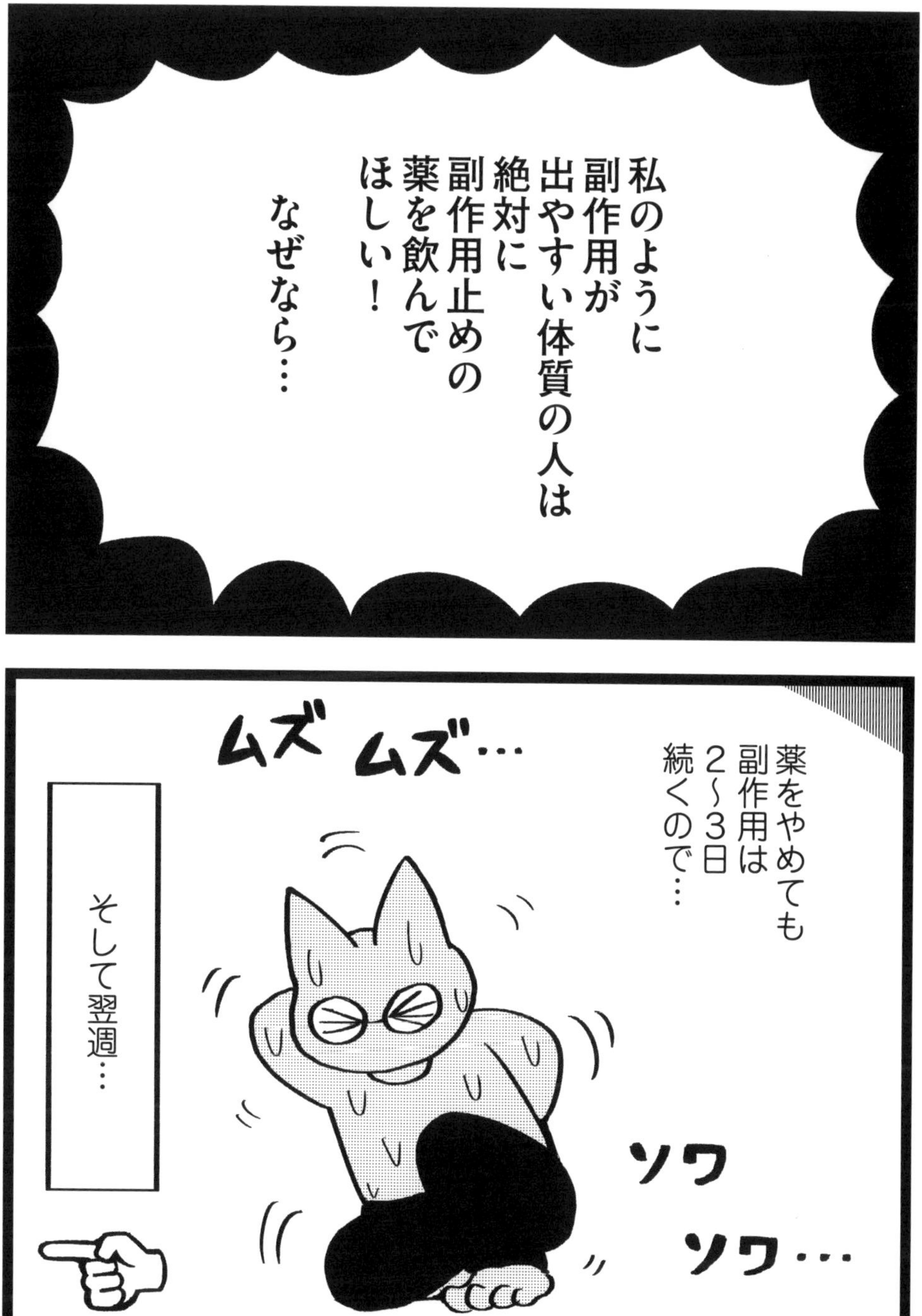
私のように副作用が出やすい体質の人は絶対に副作用止めの薬を飲んでほしい！
なぜなら…
薬をやめても副作用は2～3日続くので…
ムズムズ…
ソワソワ…
そして翌週…

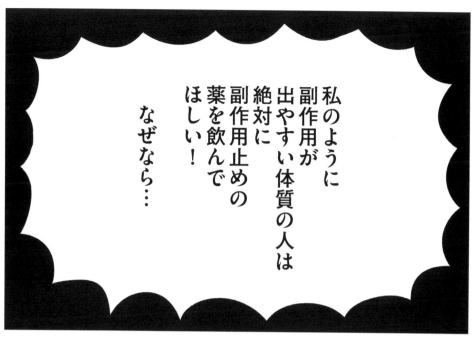

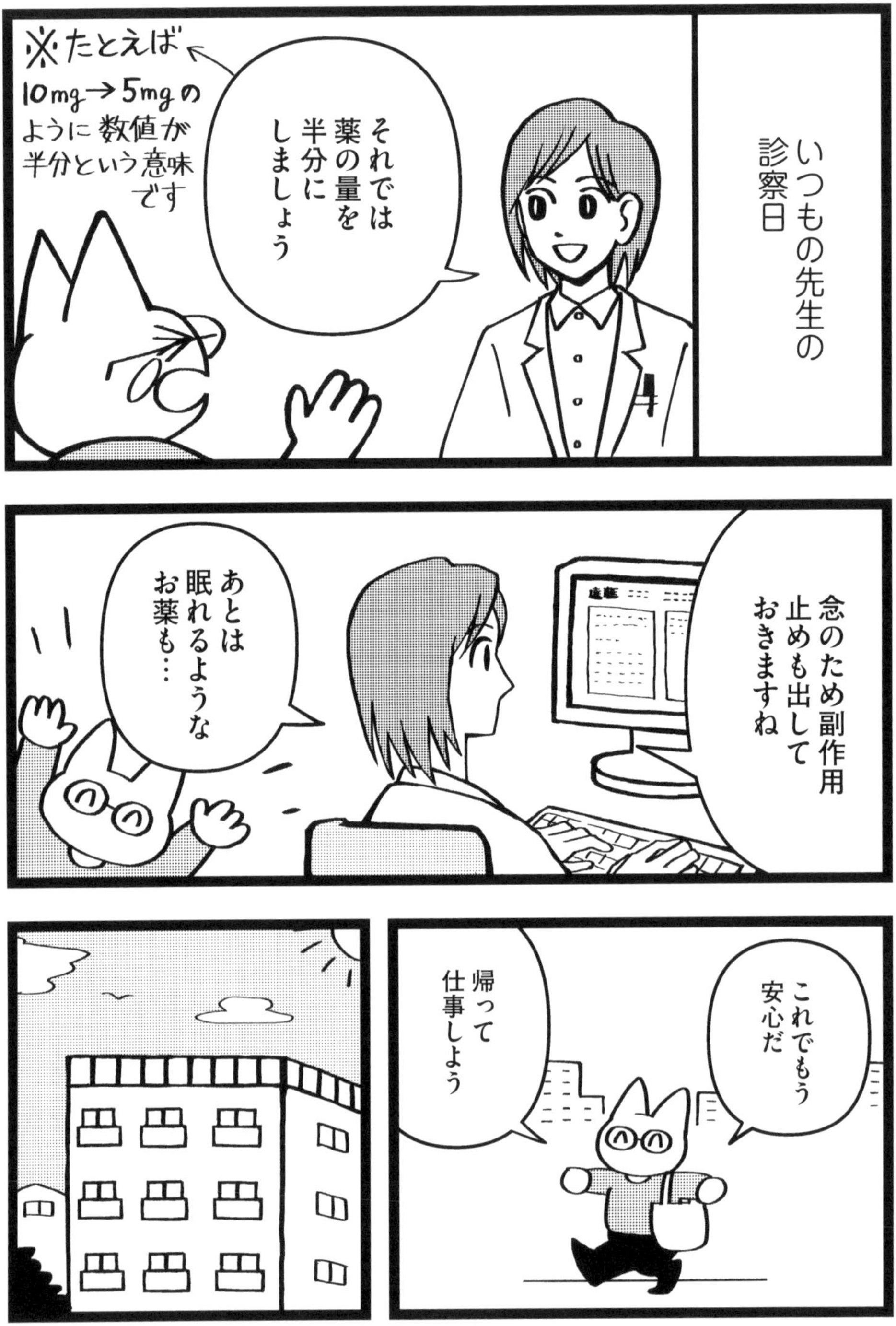
いつもの先生の診察日
それでは薬の量を半分にしましょう
※たとえば 10mg→5mgのように 数値が半分という意味です
念のため副作用止めも出しておきますね
あとは眠れるような お薬も…
これでもう安心だ
帰って仕事しよう

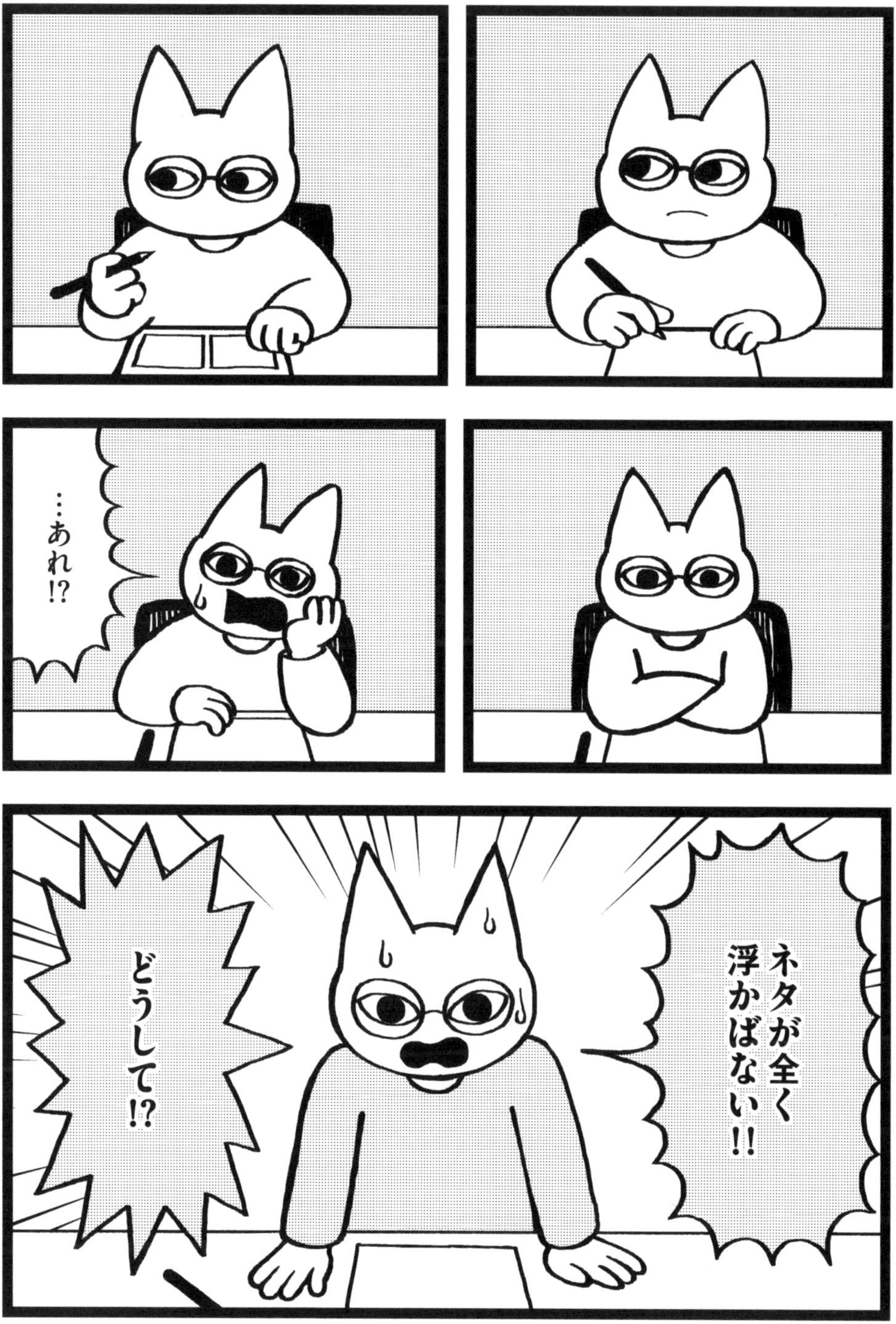
…あれ!?
ネタが全く浮かばない!!
どうして!?

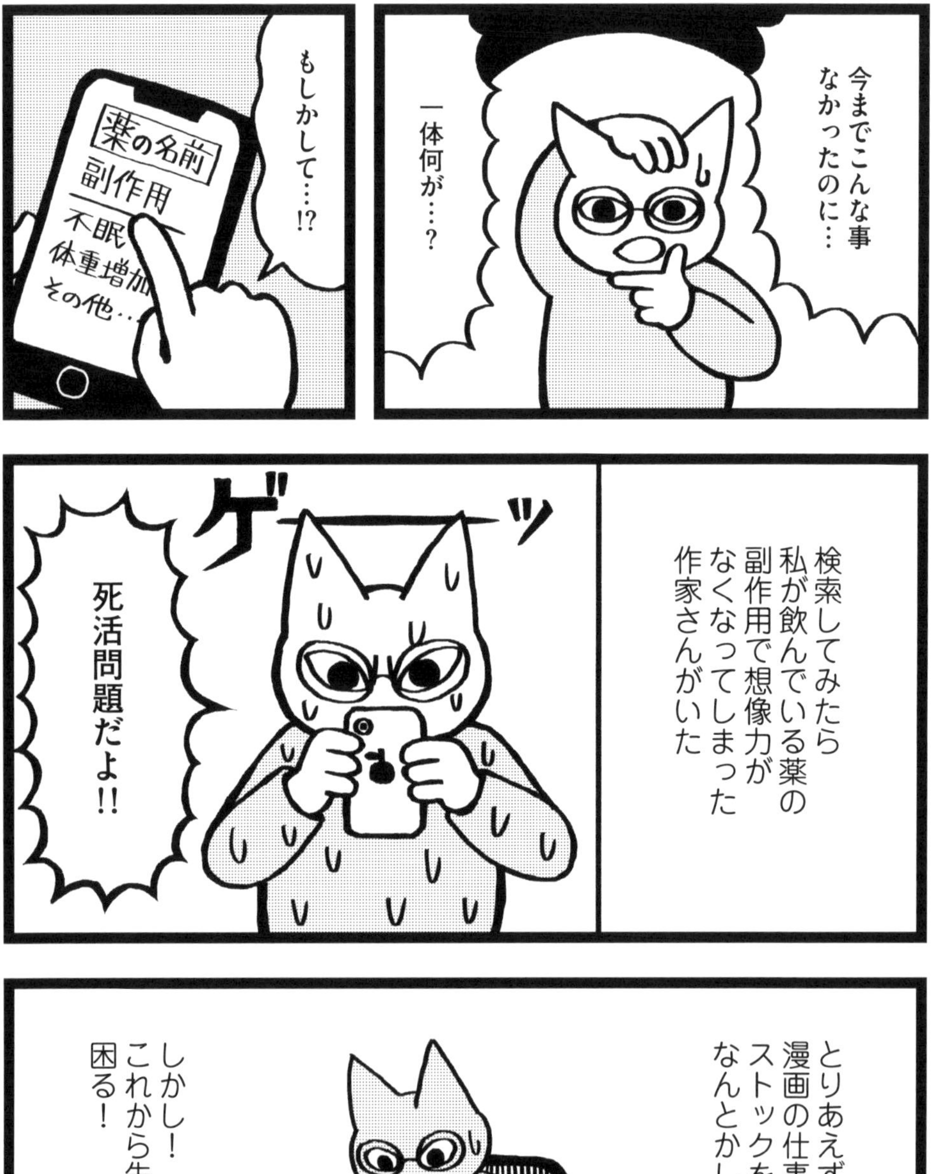
今までこんな事なかったのに…
一体何が…？
もしかして…!?
薬の名前
副作用
不眠
体重増加
その他…
検索してみたら私が飲んでいる薬の副作用で想像力がなくなってしまった作家さんがいた
ゲッ
死活問題だよ!!
とりあえず漫画の仕事はストックを使ってなんとかした…
しかし！これから先が困る！

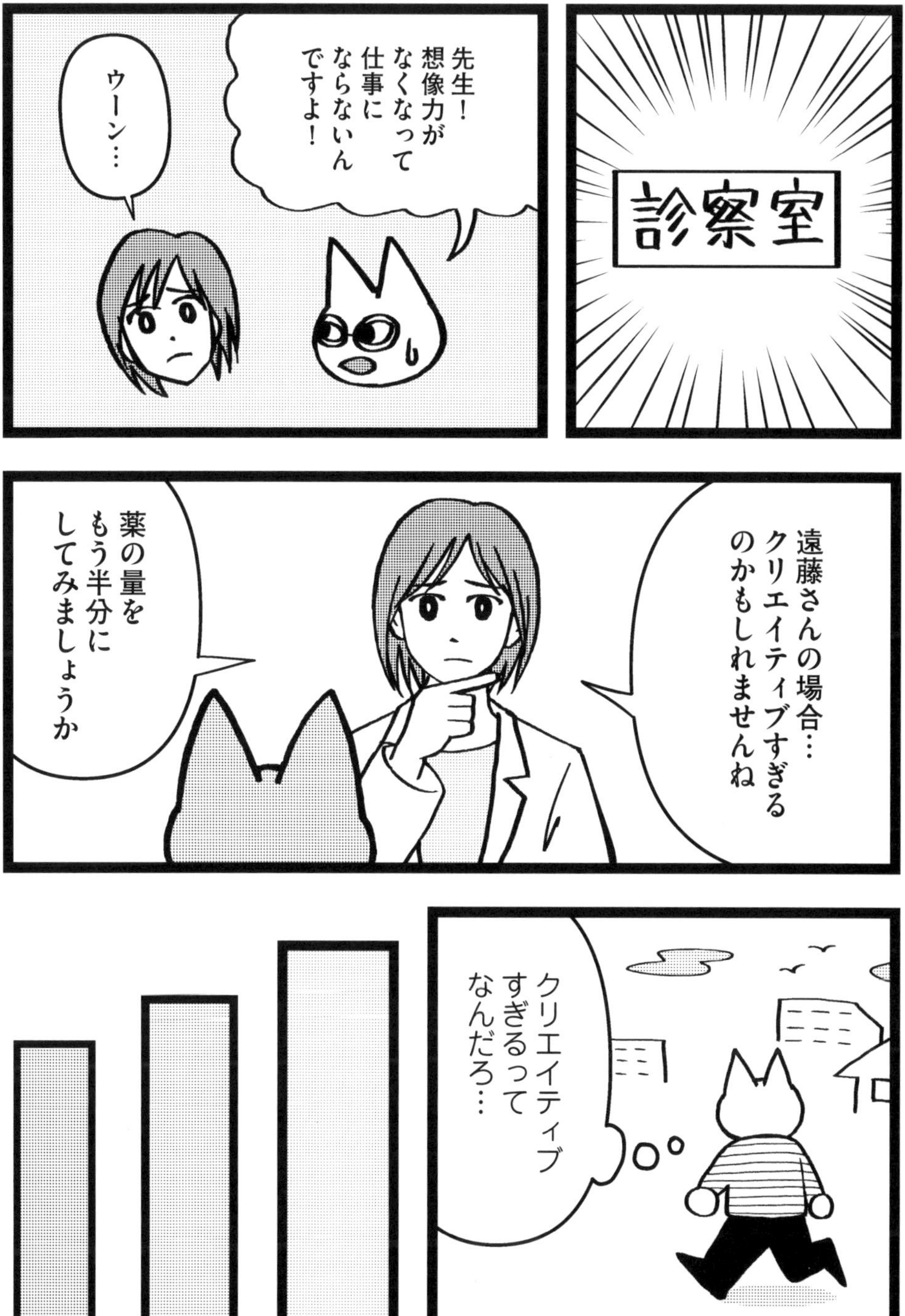
診察室
先生！想像力がなくなって仕事にならないんですよ！
ウーン…
遠藤さんの場合…クリエイティブすぎるのかもしれませんね
薬の量をもう半分にしてみましょうか
クリエイティブすぎるってなんだろ…

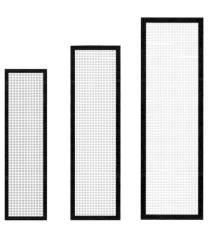

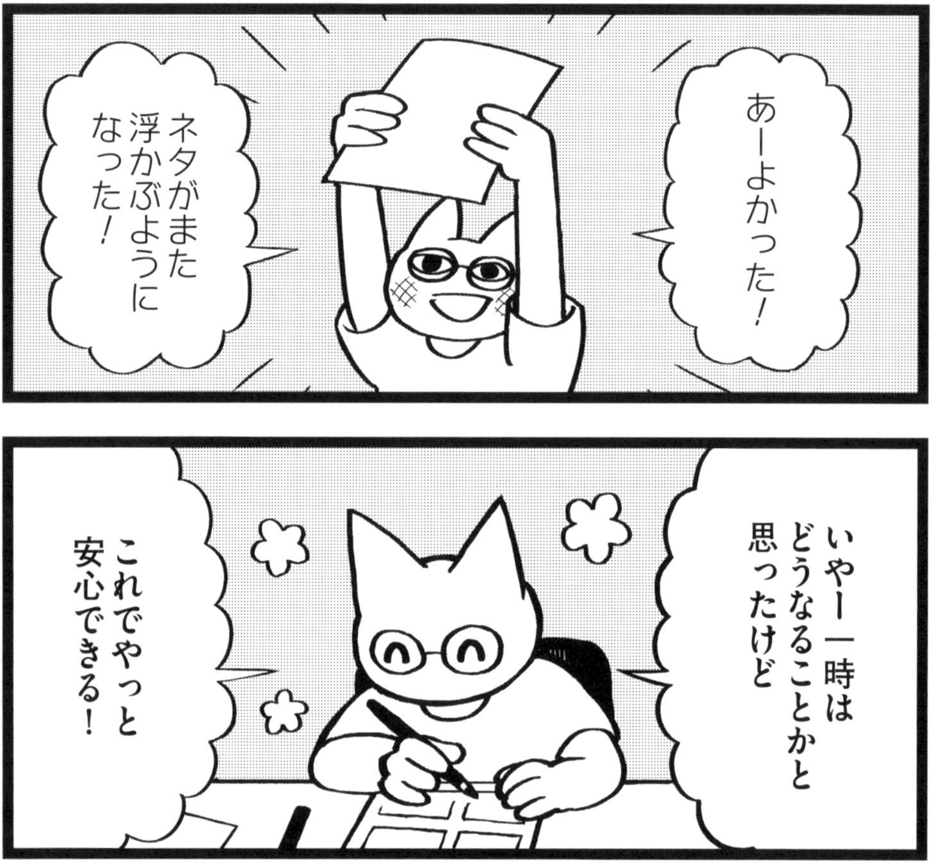
あーよかった！
ネタがまた浮かぶようになった！
いやー一時はどうなることかと思ったけど
これでやっと安心できる！
それからは何事もなく過ごす事ができたものの…
私にはどうしても確かめたい事が一つあった

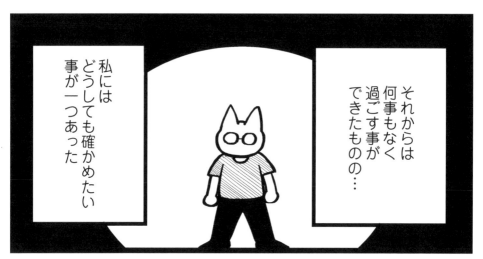

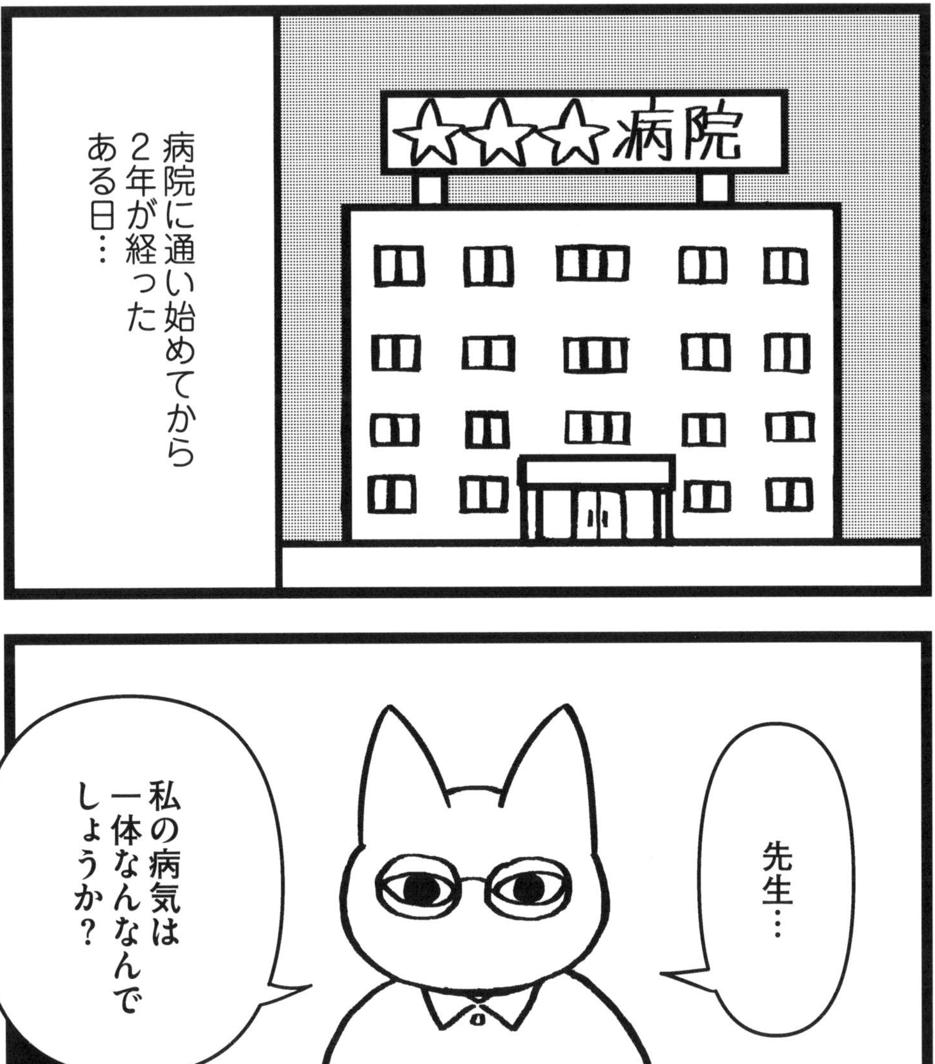
☆☆☆病院
病院に通い始めてから2年が経ったある日…
先生…
私の病気は一体なんなんでしょうか？

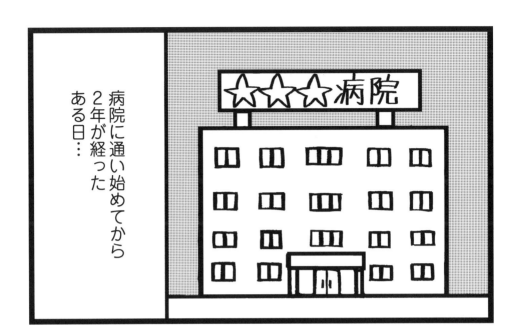

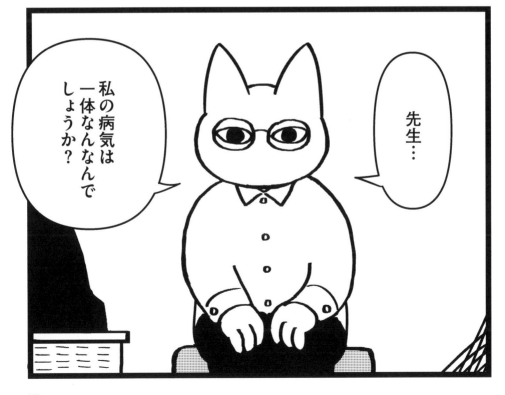

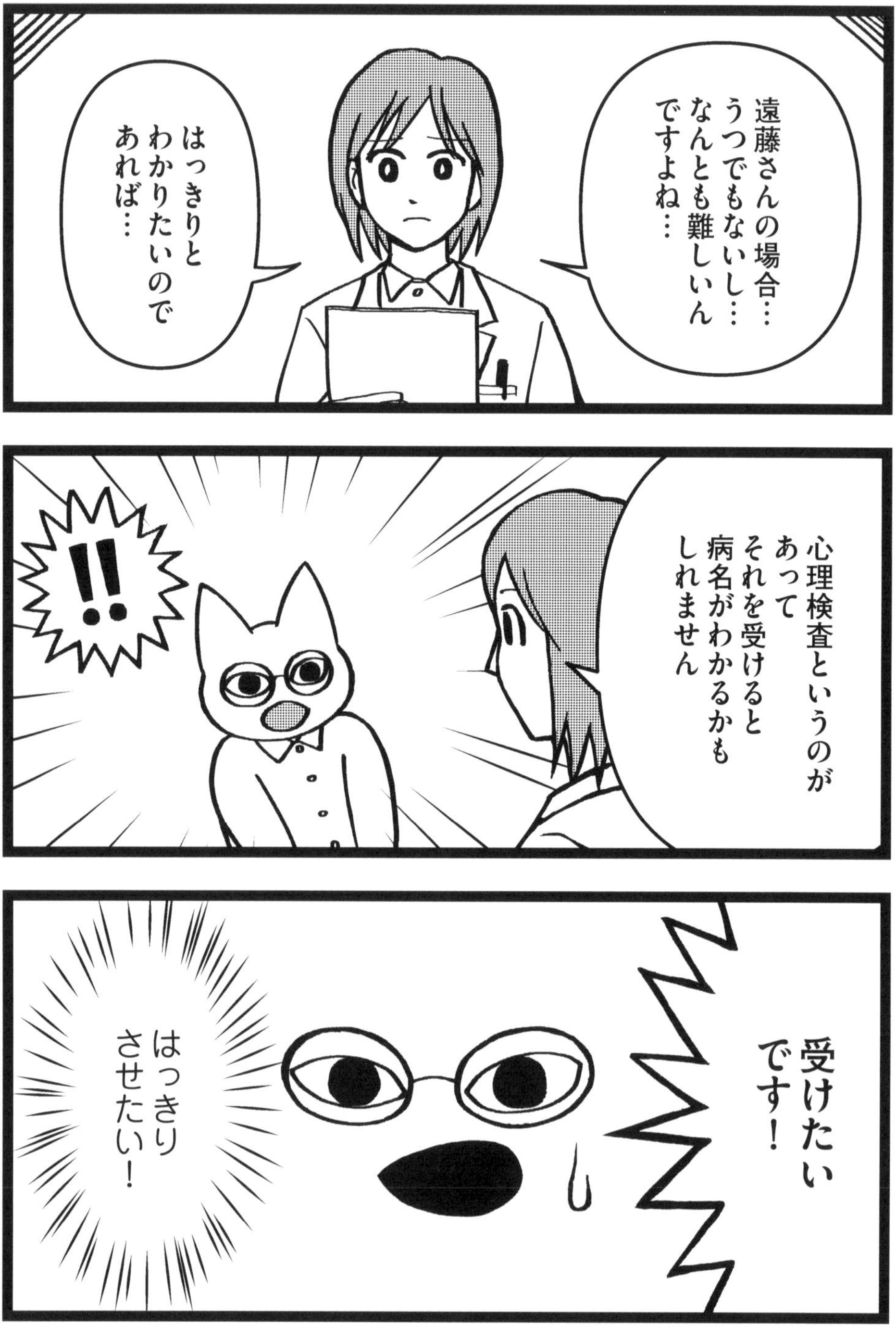
遠藤さんの場合…うつでもないし…なんとも難しいんですよね…
はっきりとわかりたいのであれば…
心理検査というのがあってそれを受けると病名がわかるかもしれません
!!
受けたいです！
はっきりさせたい！

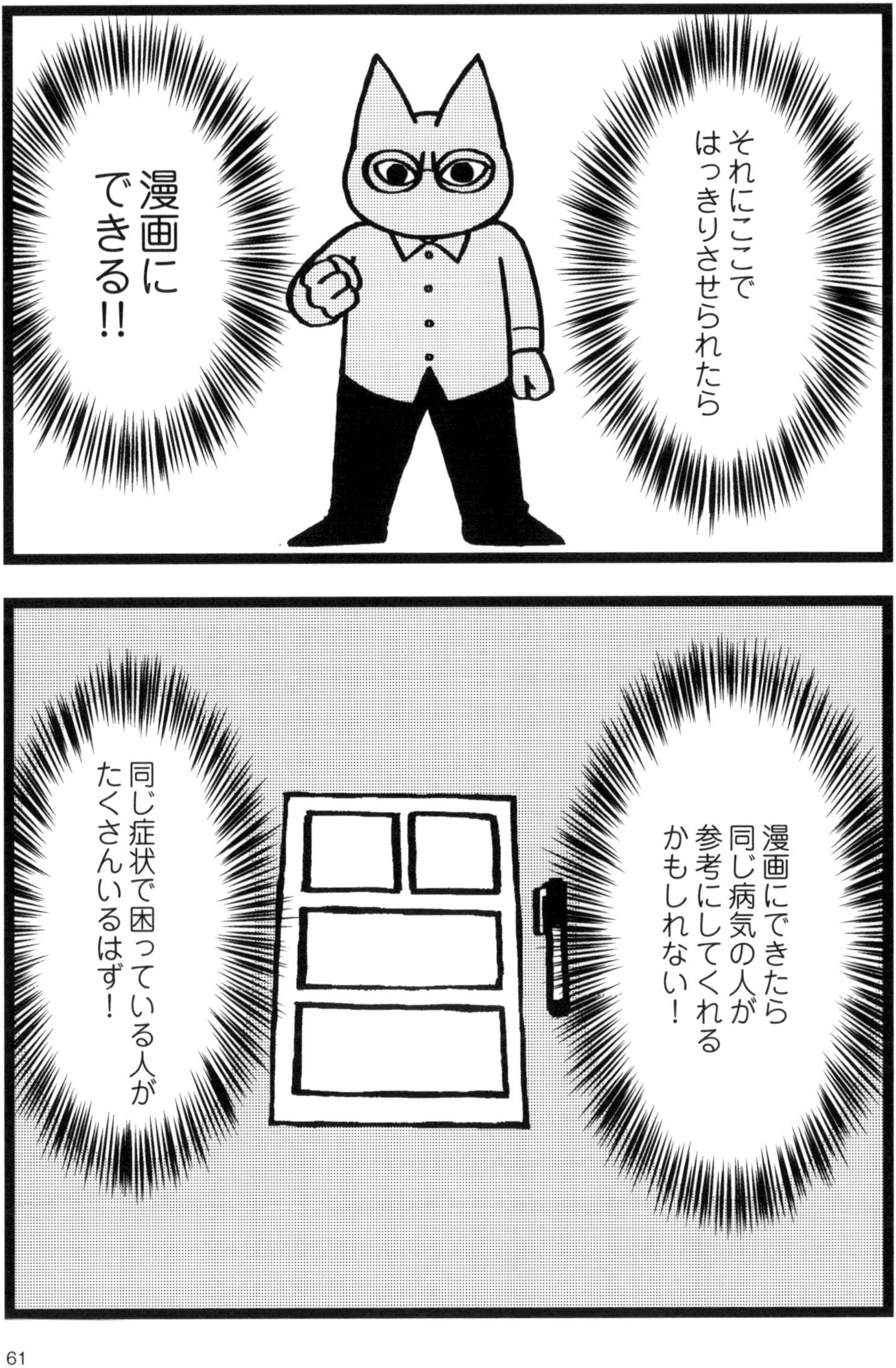
それにここで
はっきりさせられたら
漫画に
できる!!
漫画にできたら
同じ病気の人が
参考にしてくれる
かもしれない！
同じ症状で困っている人が
たくさんいるはず！

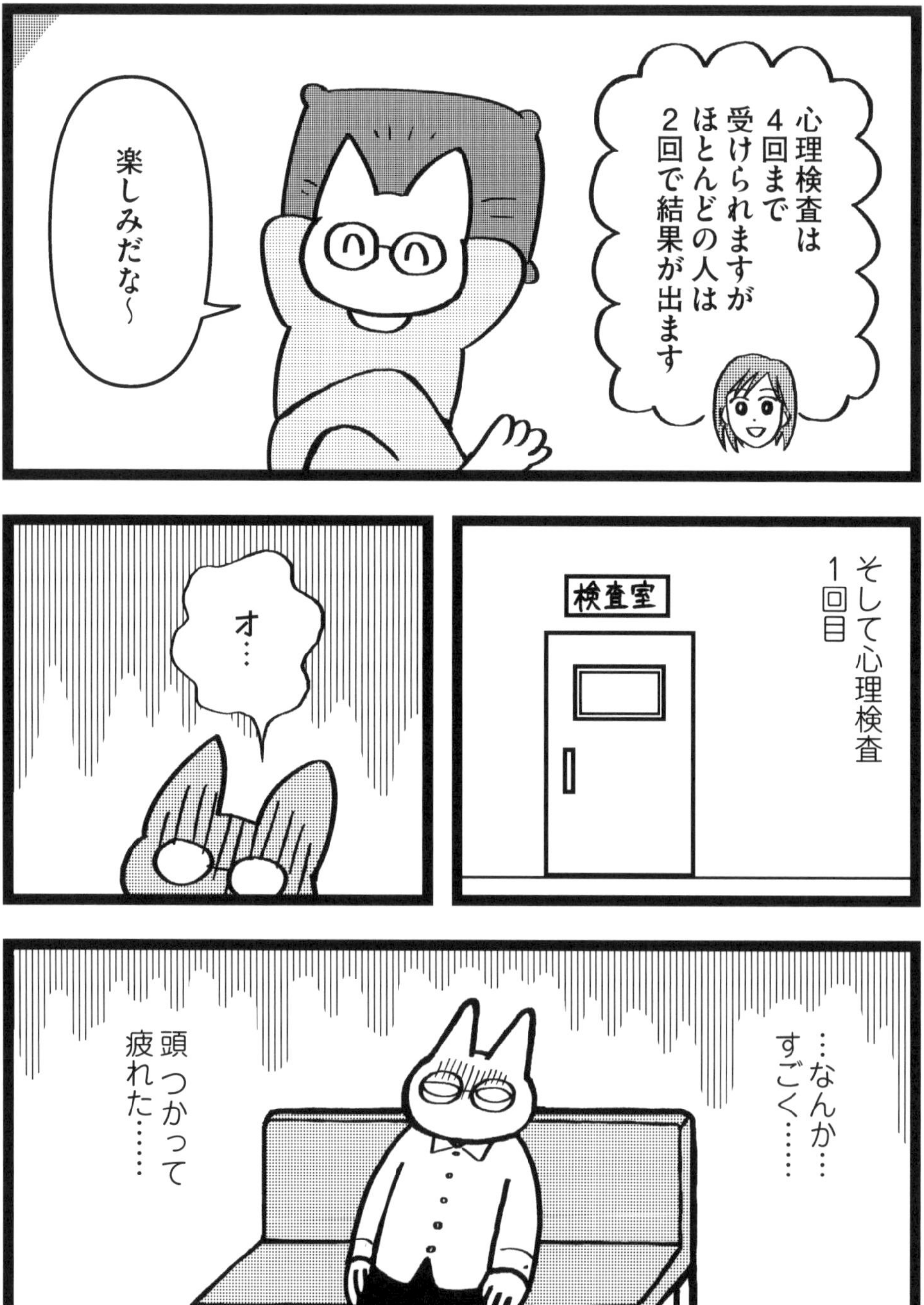
心理検査は
４回まで
受けられますが
ほとんどの人は
２回で結果が出ます
楽しみだな〜
そして心理検査
１回目
検査室
オ…
…なんか…
すごく……
頭つかって
疲れた……

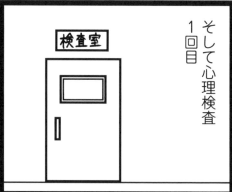

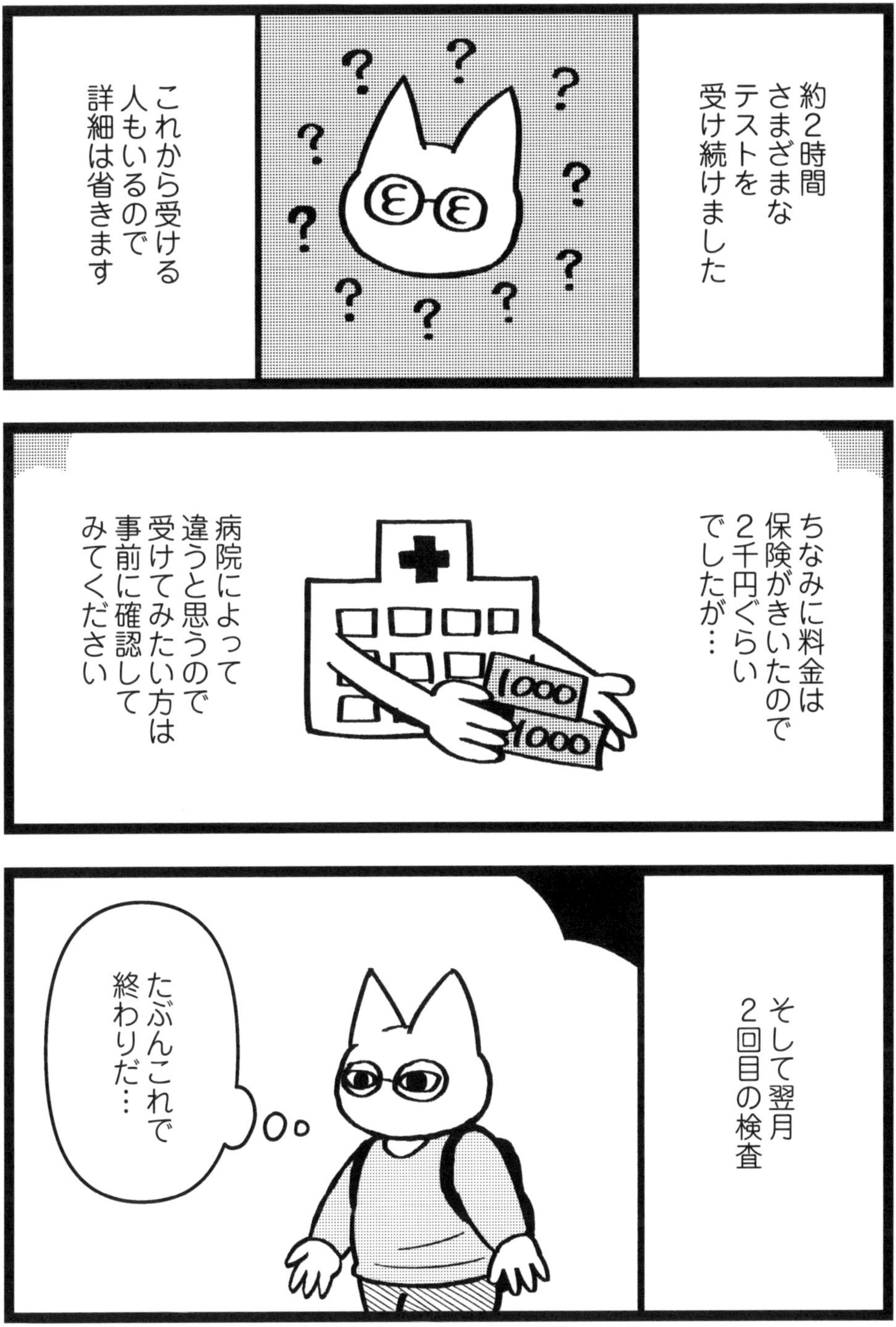
約2時間さまざまなテストを受け続けました
これから受ける人もいるので詳細は省きます
ちなみに料金は保険がきいたので2千円ぐらいでしたが…
1000
1000
病院によって違うと思うので受けてみたい方は事前に確認してみてください
そして翌月2回目の検査
たぶんこれで終わりだ…

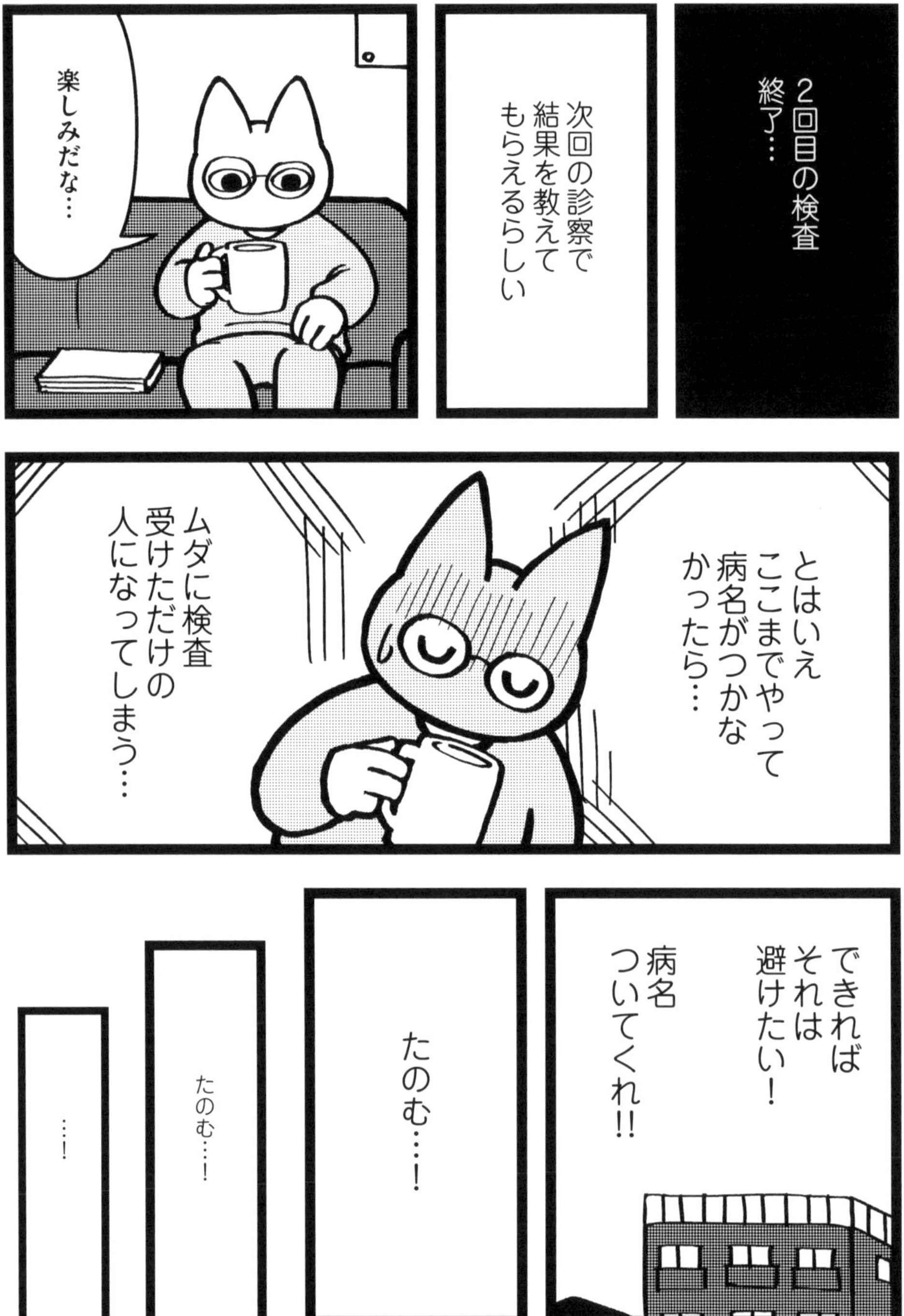
2回目の検査終了…
次回の診察で結果を教えてもらえるらしい
楽しみだな…
とはいえここまでやって病名がつかなかったら…
ムダに検査受けただけの人になってしまう…
できればそれは避けたい！
病名ついてくれ!!
たのむ…！
たのむ…！
…！

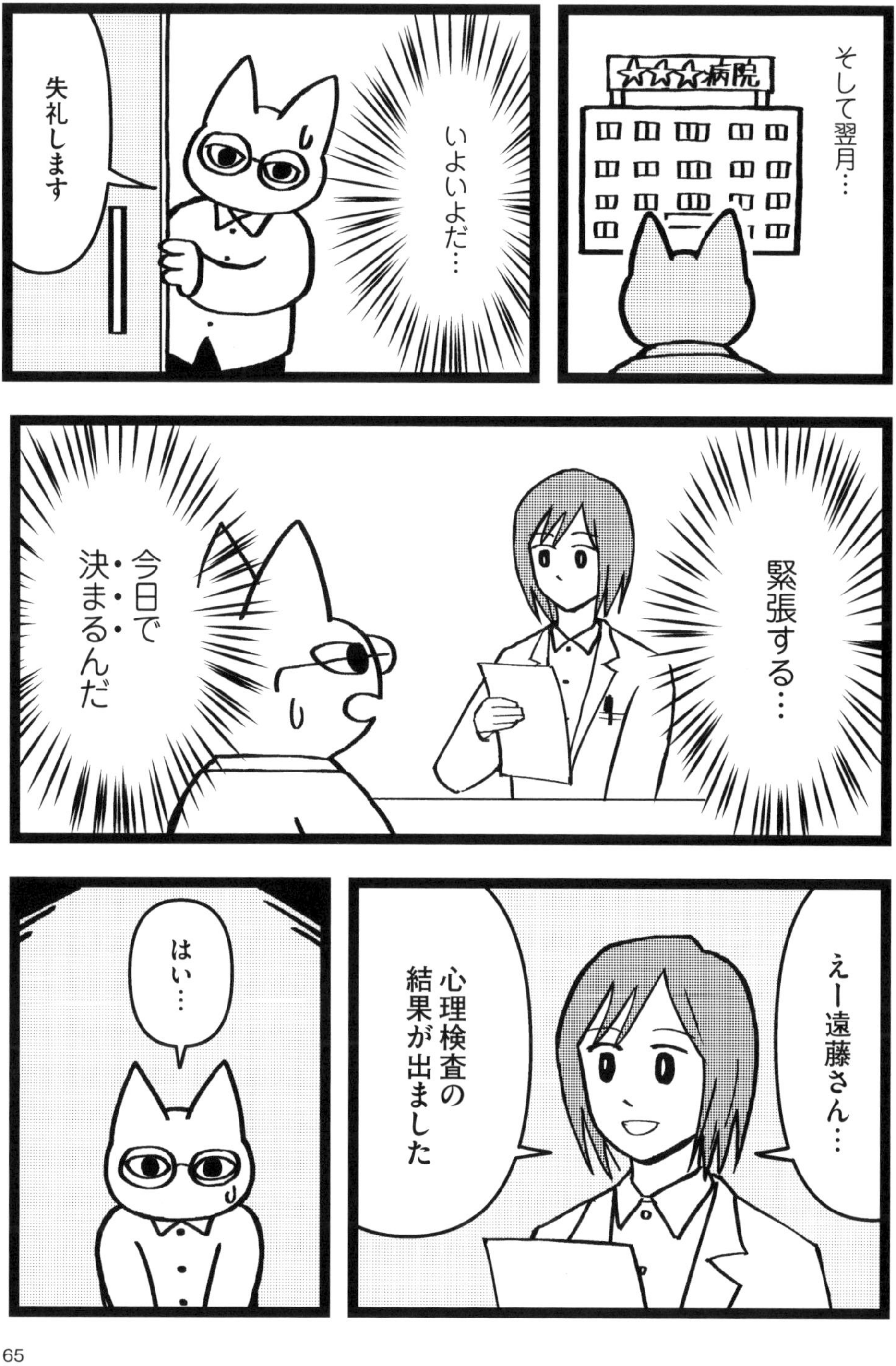
そして翌月…
☆☆☆病院
いよいよだ…
失礼します
緊張する…
今日で・・・決まるんだ
えー遠藤さん…
心理検査の結果が出ました
はい…

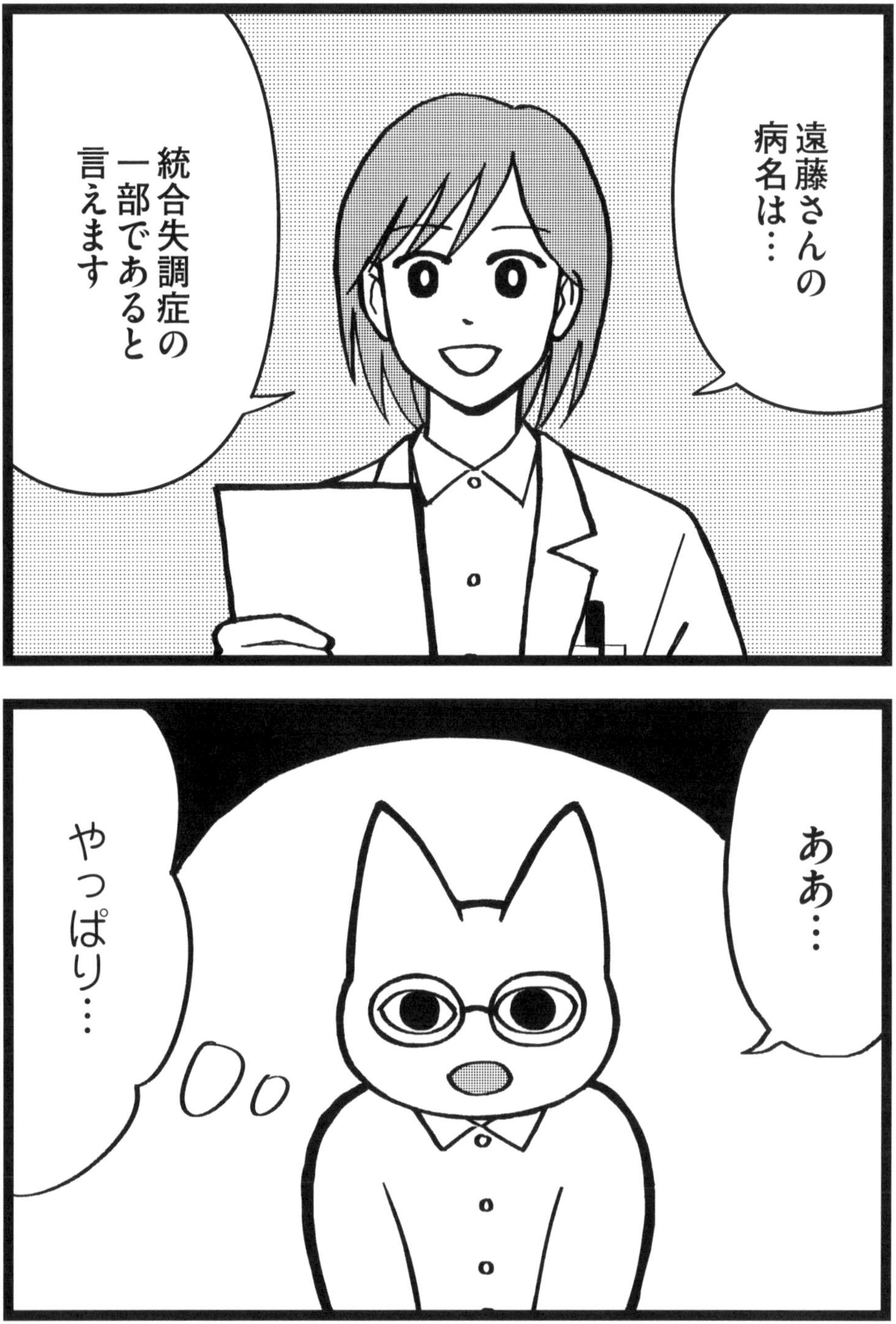
遠藤さんの病名は…
統合失調症の一部であると言えます
ああ…
やっぱり…

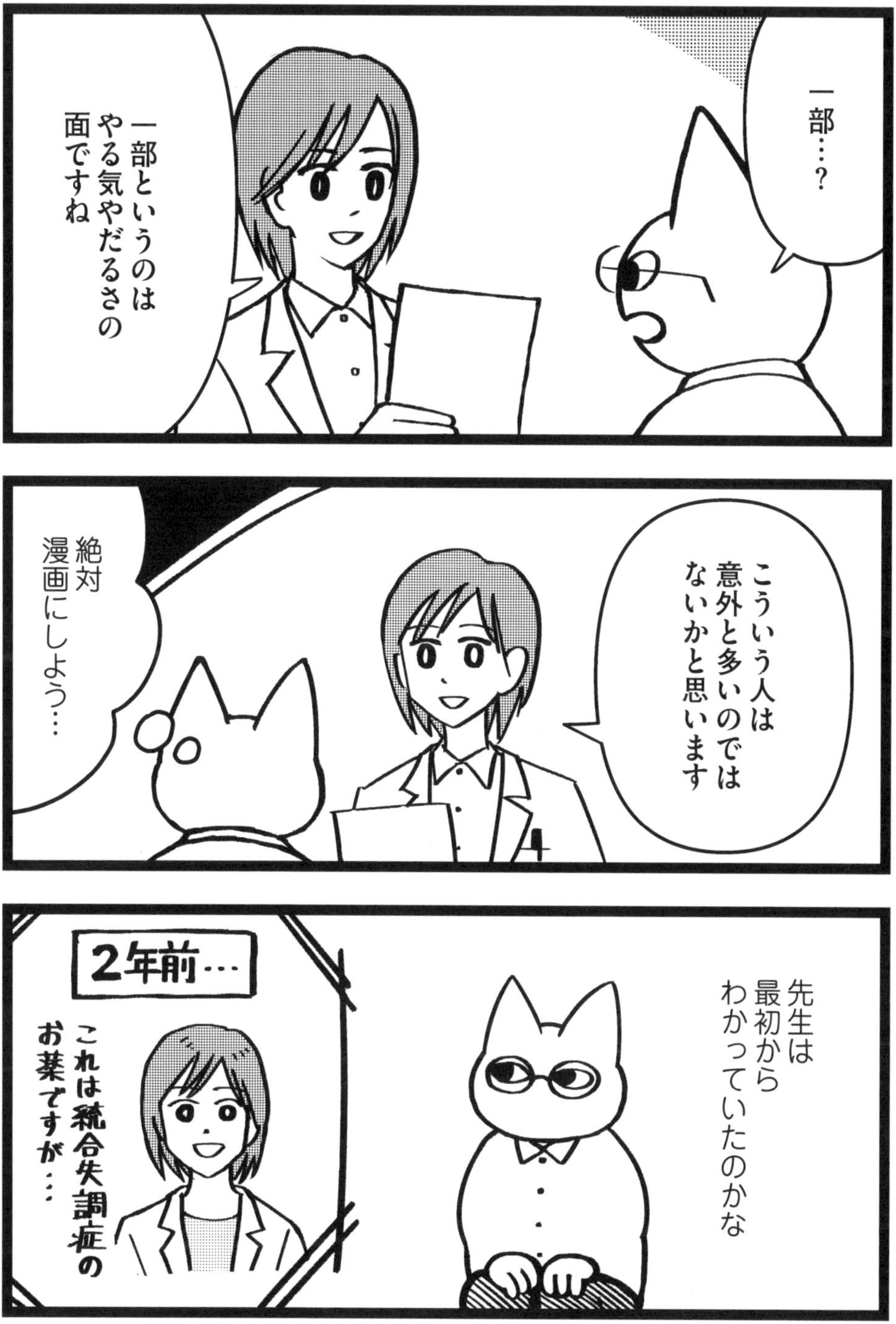
一部…？
一部というのは
やる気やだるさの
面ですね
こういう人は
意外と多いのでは
ないかと思います
絶対
漫画にしよう…
先生は
最初から
わかっていたのかな
2年前…
これは統合失調症の
お薬ですが…

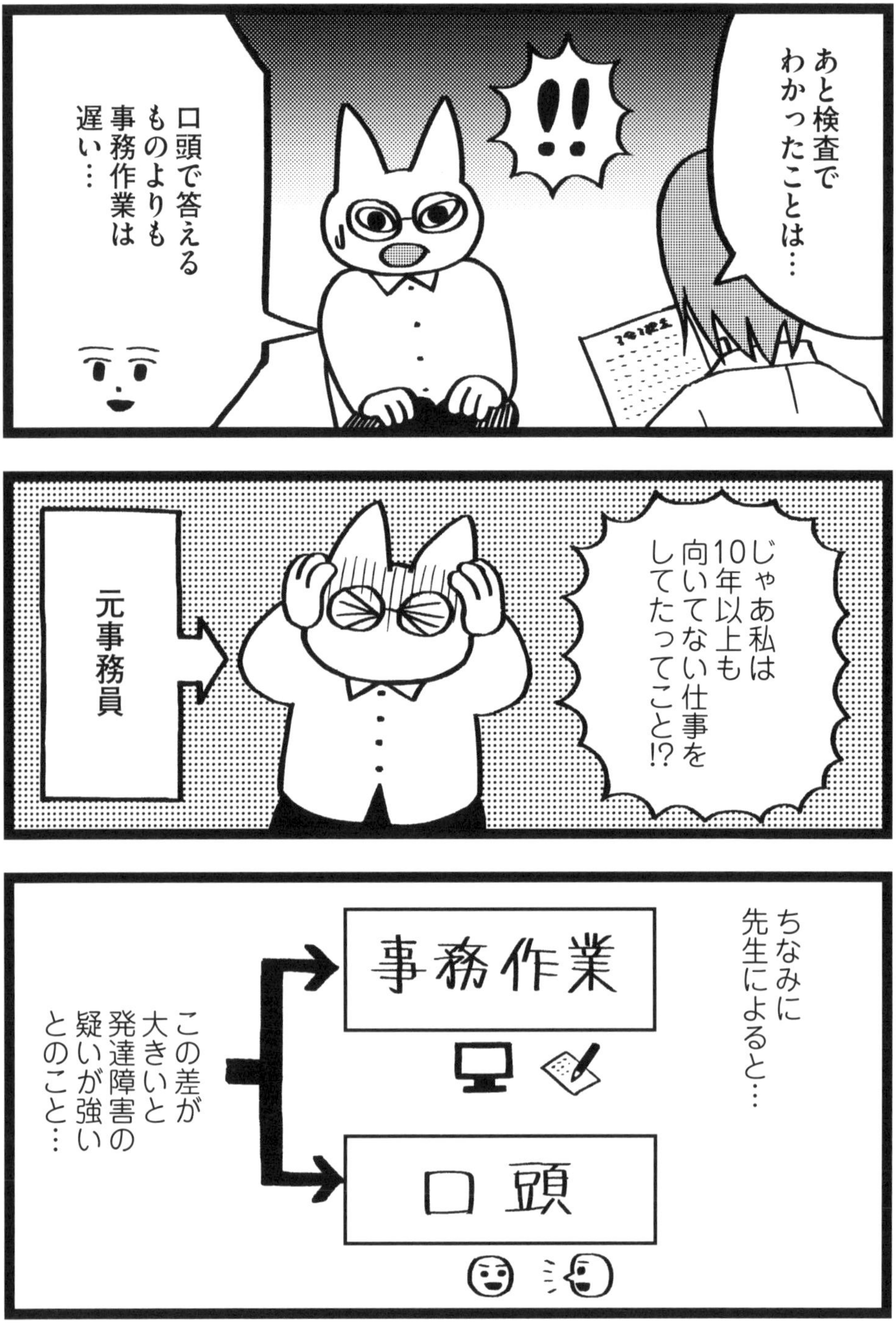
あと検査でわかったことは…
!!
口頭で答えるものよりも事務作業は遅い…
じゃあ私は10年以上も向いてない仕事をしてたってこと!?
元事務員
ちなみに先生によると…
事務作業
口頭
この差が大きいと発達障害の疑いが強いとのこと…

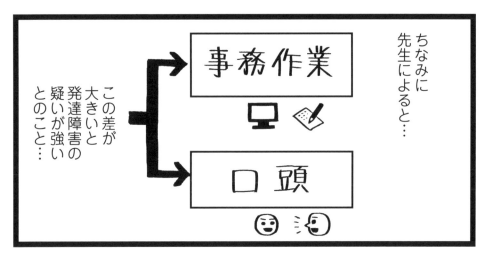

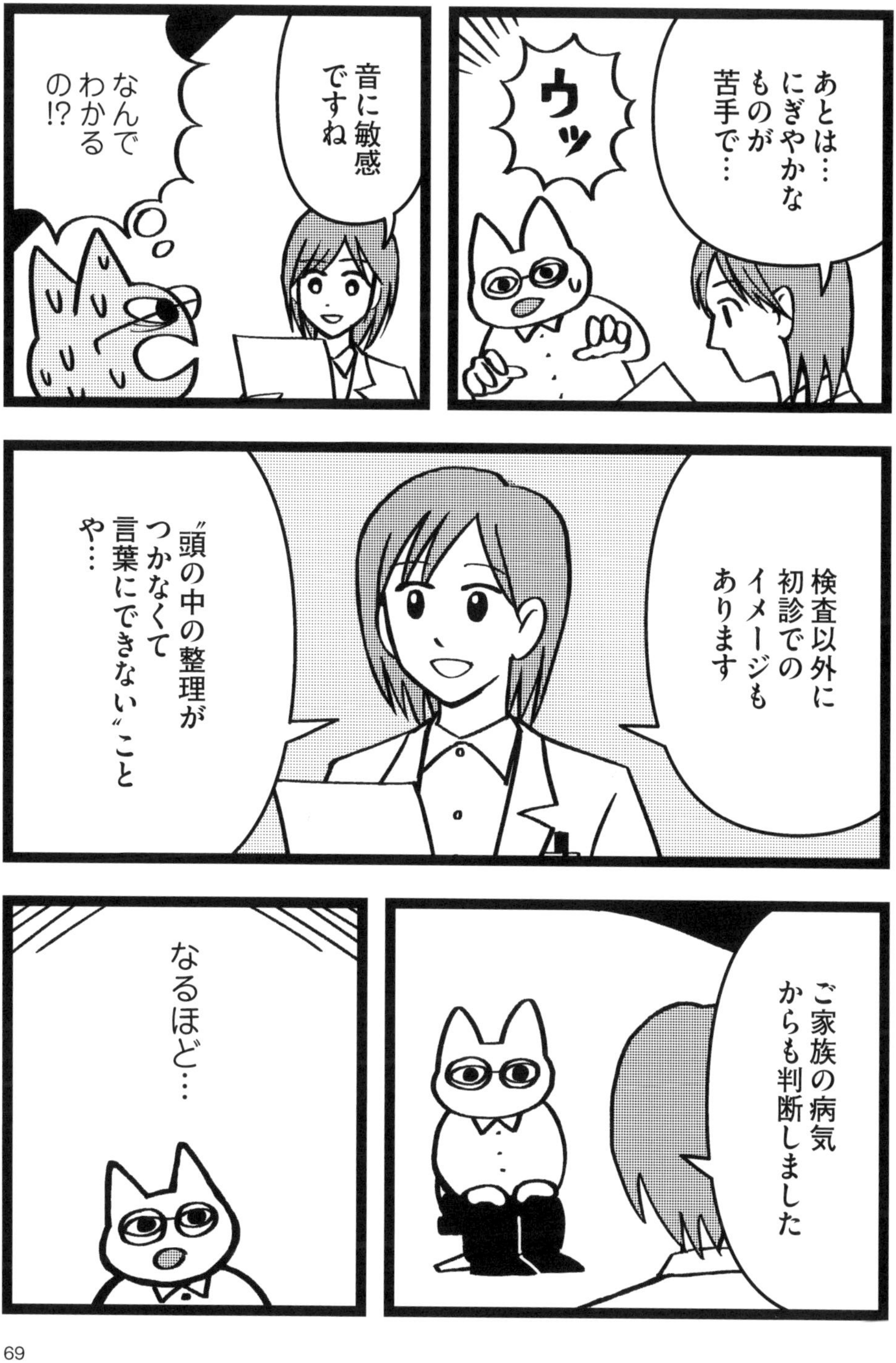
あとは…にぎやかなものが苦手で…
ウッ
音に敏感ですね
なんでわかるの!?
検査以外に初診でのイメージもあります
〝頭の中の整理がつかなくて言葉にできない〟ことや…
ご家族の病気からも判断しました
なるほど…

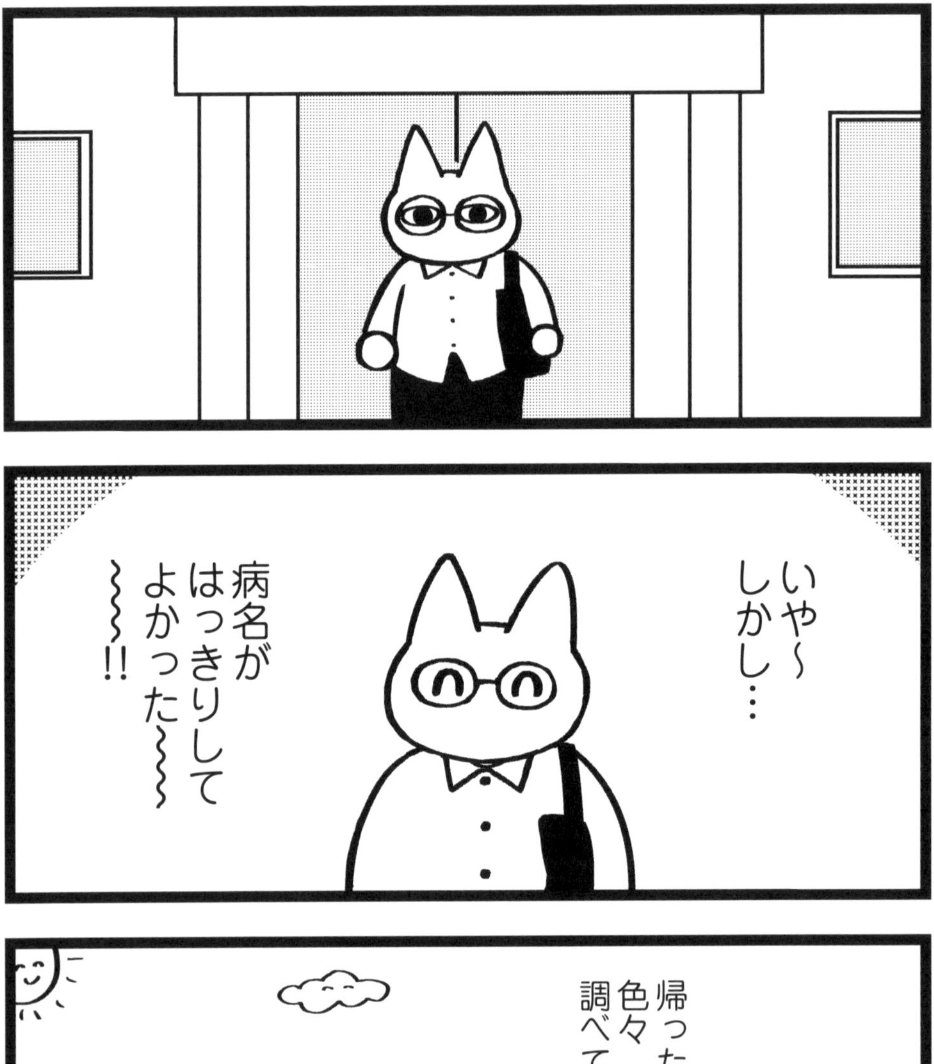
いや〜しかし…
病名がはっきりしてよかった〜〜〜!!
帰ったら色々調べてみよ〜っと

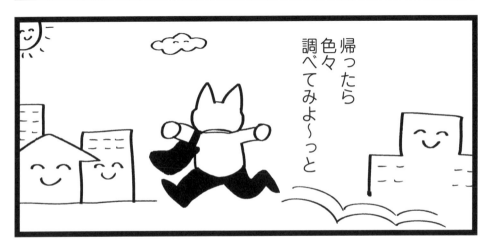

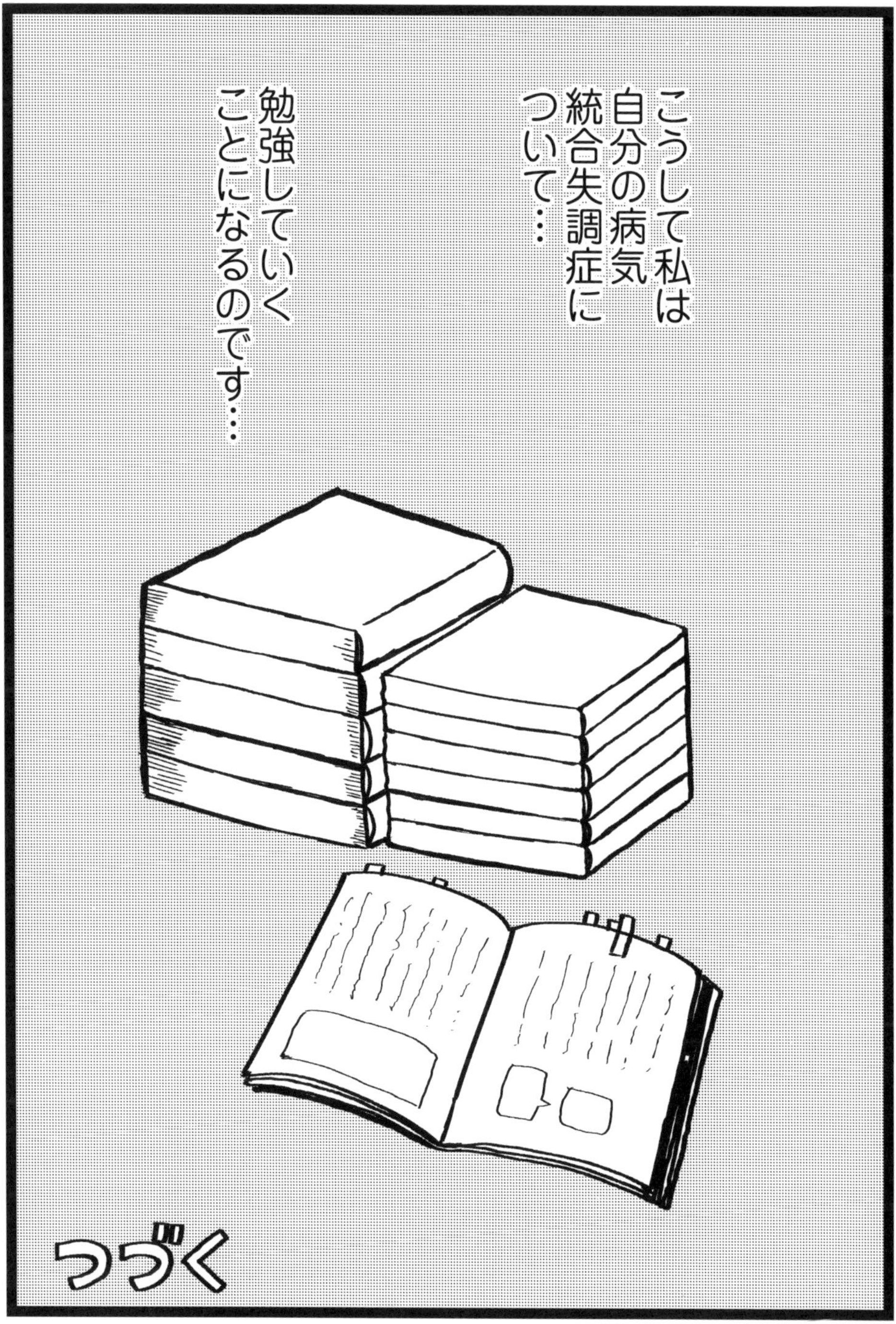
こうして私は
自分の病気
統合失調症に
ついて…
勉強していく
ことになるのです…
つづく

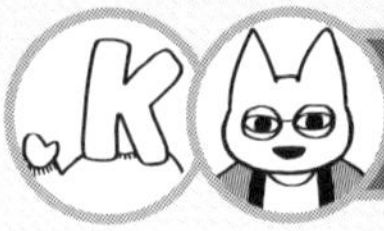

教えて！パントー先生 Q&A②

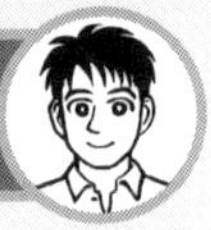

Q1 先日、かつてうつ病を患っていた方の闘病中のお写真を拝見しました。今とは全く違う顔つきや表情をされていて驚きました。表情や顔つきなども診察の際に重視されていますか？　また、なぜ顔つきが変わってしまうのでしょうか？

A うつ病の顔つきは「仮面様顔貌《かめんようがんぼう》」と医学専門用語が存在するほど、重要視されています。また「表情が硬い」などの表現を臨床現場で使うことも多いです。顔の表情は「心の入り口」です。嬉しいと笑う、悲しいと泣く、怒りを感じれば眉間を寄せる、など感情と表情がつながっていることが皆さんはわかりますよね？　その理論が正しければ「慢性的で重い悲しさ」でもあるうつ病が、顔に出るのはおかしくありません。またある研究によれば、長期的なうつ病は、皮膚に重症な影響を与えるとされています。なぜなら、この状態に関連する化学物質が、細胞内の炎症を修復するのを妨げるからです。これらのホルモンは睡眠に影響を及ぼし、その結果、目が腫れぼったくなったり、顔色がくすんだり、活気がなくなったりします。

Q2 漫画の遠藤さんのように、薬の副作用でアイディアが浮かばなくなったり、想像力がなくなったりすることはありますか？

A 精神科で取り扱われている薬剤の多くは、中枢神経系（CNS）抑制剤と言います。鎮静剤、トランキライザー、催眠剤などが含まれます。これらの薬は脳の活動を鈍らせることができるからこそ、不安やパニック、急性ストレス反応、睡眠障害などの治療に有効です。その反面いわゆる Brain fog(脳の霧)をきたすこともあります、物忘れ、想像力が鈍い様な感覚、それは鎮静作用によるもので、一過性の副作用です。つまり薬を中断すれば元通りに戻ります。これらの鎮静薬は通常、ホルモンや神経伝達物質が脳細胞間で信号を伝達するのを妨害することで、記憶に影響を与えます。前向性健忘は、すべてのベンゾジアゼピン系薬剤に共通する作用ですが、その発現と持続時間は、特定のベンゾジアゼピン系薬剤、その用量および投与経路によって変化します。記憶障害は課題の難易度によって増加することもあります。これらの薬は多くの場合、脳内の至る所に存在するいわゆる GABA 受容体に作用（ブロック）します。

Q4 漫画の後半で、遠藤さんの主治医の先生が「頭の中の整理がつかなくて言葉にできない傾向があるとわかった」とおっしゃっていますが、精神疾患を持つ患者さんには多いのでしょうか？　また、「言葉にできない」場合、「文章に書き起こす」ということは、可能なのでしょうか？　例えば、お医者さんに自分の困っていることを口頭で伝えづらい場合、あらかじめ書いていってお渡しすることは有効ですか？

A Q3で統合失調症の定義において、コミュニケーション、発話の障害という側面

Q3 今回、遠藤さんの診断結果は「統合失調症の一部」というものでしたが、改めて統合失調症という病気の症状について教えてください。

A 統合失調症は、米国人口の 1%未満が罹患する、慢性的な脳疾患あるいは精神病と定義できます。統合失調症は、妄想、幻覚、思考障害、意欲の欠如などの症状が現れます。

しかし、治療により、統合失調症のほとんどの症状は大きく改善し、再発の可能性を低くすることができます。

統合失調症の正確な原因は不明ですが、身体的、遺伝的、心理的、環境的要因の組み合わせにより、発症しやすくなることが研究で示唆されています。結果としては脳内のドーパミンと言う神経伝達物質が過剰に存在する時に統合失調症の症状が出ると思われるため、ドーパミンを抑制する薬が治療の大きな側面となります。

統合失調症といえば以下の側面の定義が代表的です。

精神病とは、脳が情報を処理する方法に障害があるために、現実との接触を失うことを特徴とする一連の症状を指します。その症状を経験すると、その人の思考や知覚が乱れ、何が現実で何が現実でないかを理解することが困難になることがあります。

妄想は、それが真実ではないという明確な、あるいは合理的な証拠にもかかわらず抱く、固定した誤った信念のことです。他者や集団から危害や嫌がらせを受けていると考える「被害妄想」は、最も一般的な妄想です。

幻覚とは、そこにないものを聞いたり、見たり、匂いを嗅いだり、味わったり、感じたりする体験のことです。幻覚は鮮明で、正常な知覚に近い印象があります。統合失調症やその関連疾患では、「声を聞く」という幻聴が最も一般的です。

思考、コミュニケーションの障害とは、思考や発話が混乱し、意味をなさないことを指します。例えば、ある話題から別の話題に切り替わったり、会話の中で関係のない話題で返答したりすることがあります。この症状は、通常のコミュニケーションに大きな支障をきたすこともあります。

運動行動の障害とは、子供のようなおどけた動きから予測不可能な興奮まで、または目的もなく繰り返される動きとして現れることがあります。動作が重度になると、日常生活に支障をきたすことがあります。また、周囲の環境に対してほとんど動きや反応がなく、ボーッとしているように見える緊張病も含まれます。

陰性症状とは、欠けているものを指します。例えば、感情表現の障害、発話の減少、社会的接触や日常活動への欲求の低下、快楽の体験の減少などがあります。

も触れました。遠藤さんのそういった症状がまさにそれに当てはまるのではないか、プラス、Q2の質問で話した薬剤の使用による鎮静効果も一因かもしれないです。

「文章に書き起こす」のは全く問題がないです。筆談で話すこともできます。あるいは伝えたいことをあらかじめ書いておいてその文章を主治医に見せることも問題ありません。

主治医は担当患者の健康を祈り、信頼関係を構築したいのです。そのため、一番ベストで安心できる方法でコミュニケーションを取りたいと思います。

Q5 疾患の要因は遺伝的なものや性格的な傾向や過度のストレスなど、様々だと思いますが、仮に遺伝の場合、発症しないように自衛できる方法はありますか？（両親が糖尿病の場合、糖分の摂取、栄養のバランス、生活習慣に気をつけるなどのような）

A これについても「これをすれば全ての疾患のリスクを低くできる」と言えませんが、特にうつ病、不安障害と統合失調症（特に軽症の場合）には以下のエビデンスがあります。

・アルコール・薬物を控える

アルコールは控えめましょう。特に、遺伝的にうつ病の素因がある場合は、プラスの素因になりえます。また違法薬物の使用は完全に避けるべきです。

・ストレスマネジメントを学ぶ

うつ病、不安などは、ストレスが代表的な引き金の一つです。日常生活からストレスをなくす方法はありませんが、回復力を高め、冷静さを保つための様々なストレス対処法を身につけることができます。瞑想やヨガを定期的に行うなども、冷静で集中力を保つのに役立ちます。その他のリラックス法としては、深呼吸、漸進的リラクゼーション法（progressive relaxation）、視覚化法（visualization）、誘導イメージ法（Guided imagery）などがあります。

・つながりを保つ

孤独感や孤立感も、精神疾患の引き金になることがあります。健康的で協力的、かつ前向きな人間関係を築き、それを維持することは、精神衛生上、様々な面で有益です。例えば、近くに親しい家族がいない場合は、地元の趣味のコミュニティーなどに通い始めたりなどもいいでしょう。

・汗をかく

公園でジョギングをするにしても、ジムで運動をするにしても、定期的な有酸素運動は気分を高め、特にうつ病につきものの不安を和らげる健康的な方法です。少なくとも週に2回は運動をして、エンドルフィン（ストレスホルモンを減少させ、幸福感を高める天然の化学物質）を体内に取り込みましょう。

・バランスよく食べる

栄養不足の身体では、精神的にも肉体的にも良い状態を保つことはできません。現在の食生活を見直し、体の機能を100%発揮させるために必要な栄養素が不足している箇所を特定するのに時間をかけてください。例えば、砂糖の多い食品を食べると、気分が悪くなり、うつ病を悪化させる可能性があるので、砂糖の摂取量を減らすことから始めましょう。野菜には脳を活性化させる栄養素がたくさん含まれているので、毎日の食事に新鮮な野菜を多く取り入れてみてください。

ホルモンのこと 妊娠、甲状腺疾患、更年期障害などの症状は、ホルモンレベルに影響を与える可能性があります。特に遺伝的にうつ病になりやすい人は、ホルモンレベルの低下や上昇がうつ病の症状を誘発する可能性があります。

第3章

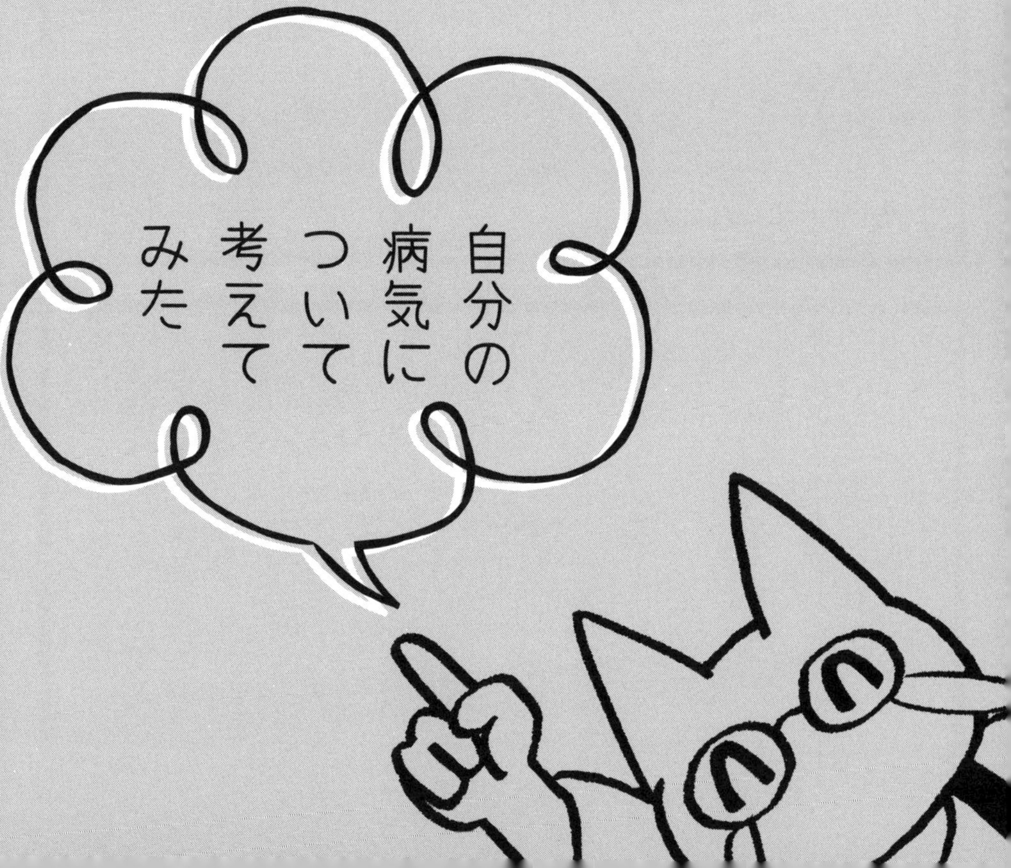

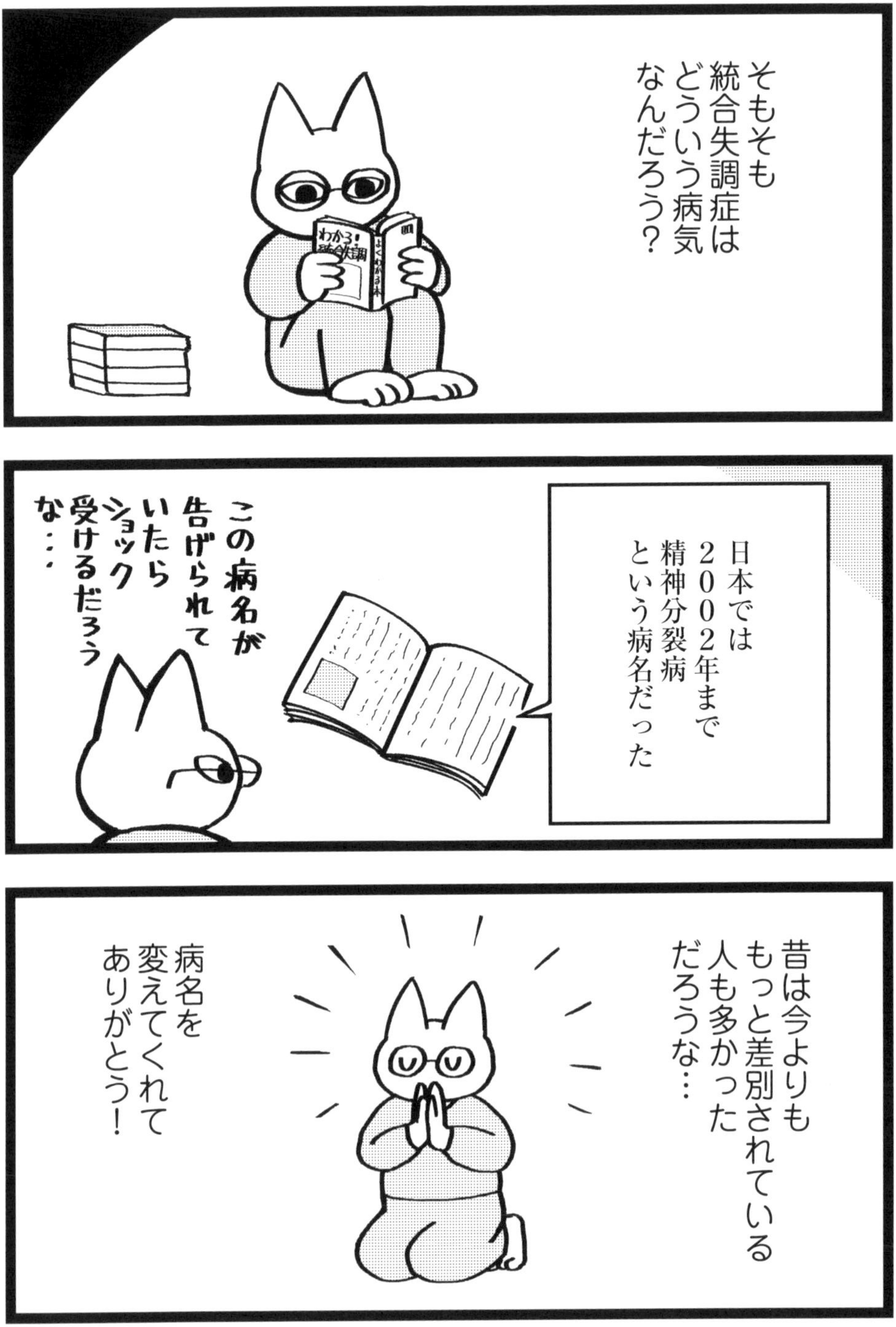
そもそも統合失調症はどういう病気なんだろう？
日本では2002年まで精神分裂病という病名だった
この病名が告げられていたらショック受けるだろうな…
昔は今よりももっと差別されている人も多かっただろうな…
病名を変えてくれてありがとう！

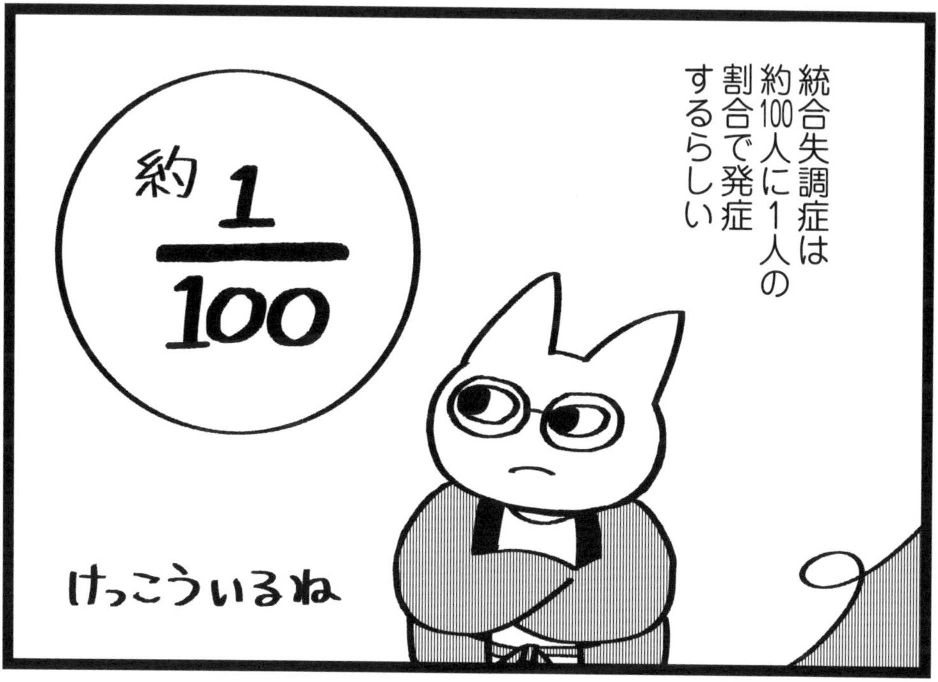
統合失調症は
約100人に1人の
割合で発症
するらしい
約
1
100
けっこういるね

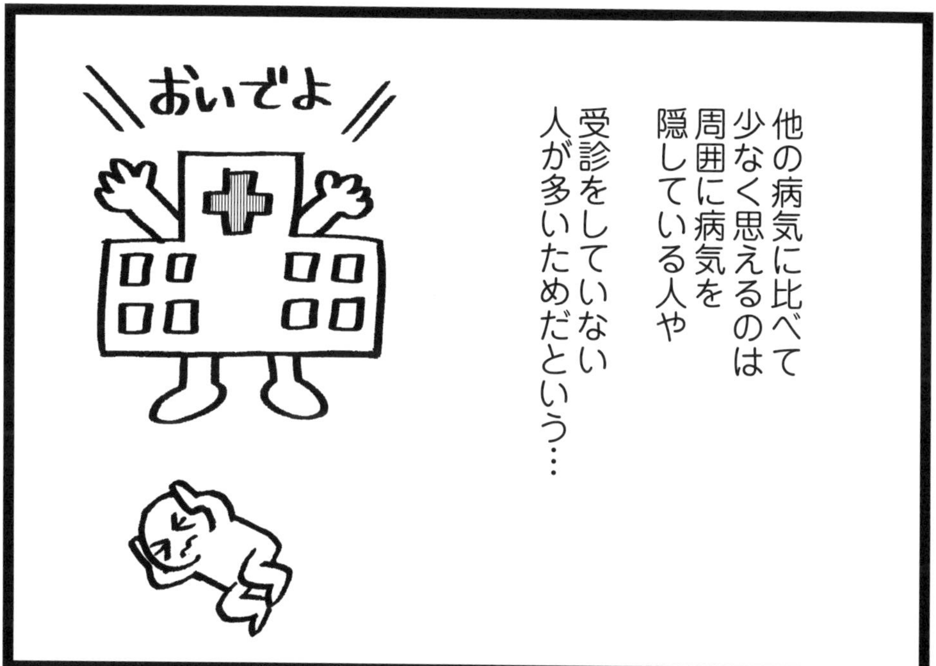
他の病気に比べて
少なく思えるのは
周囲に病気を
隠している人や
受診をしていない
人が多いためだという…
おいでよ

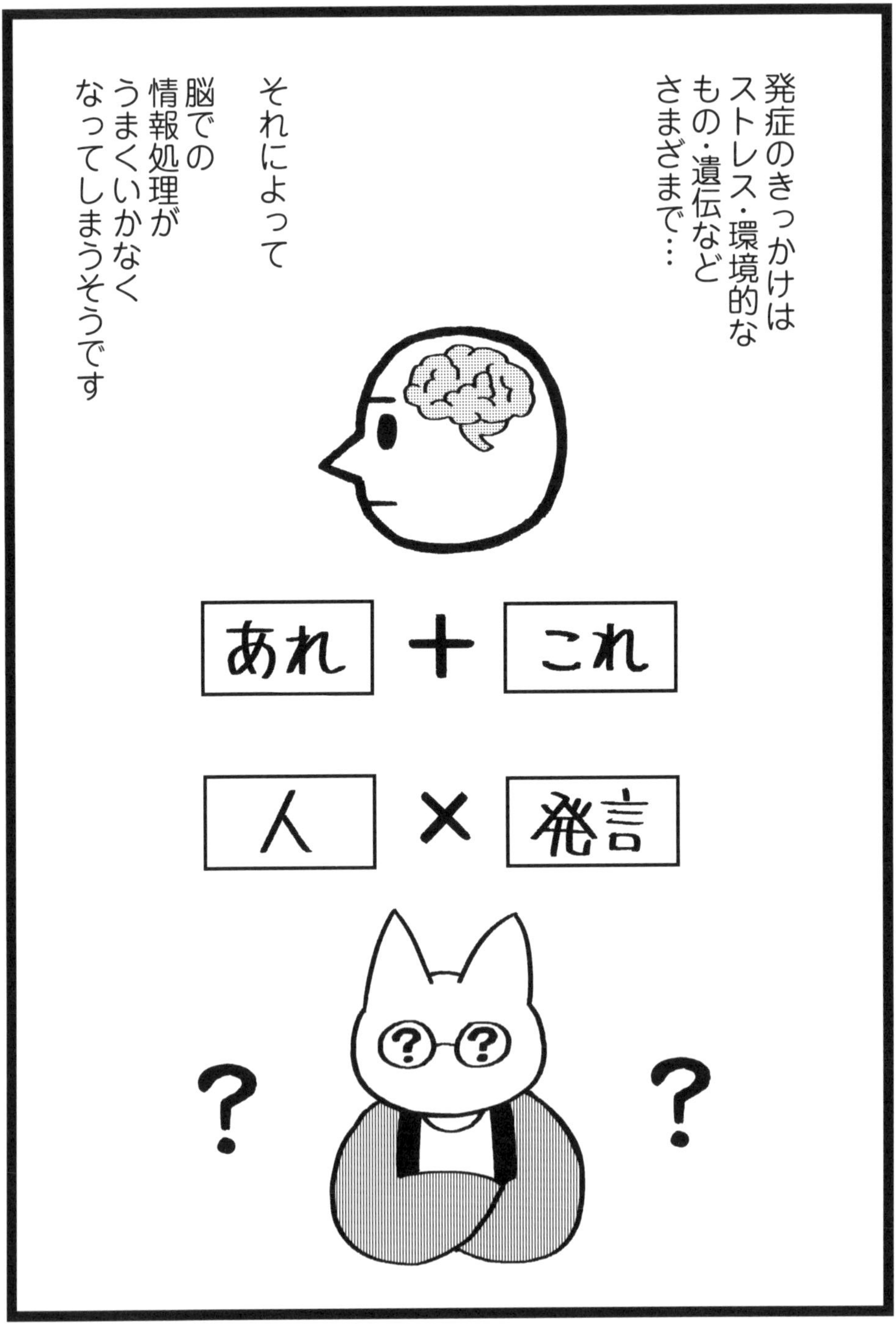
発症のきっかけは
ストレス・環境的な
もの・遺伝など
さまざまで…
それによって
脳での
情報処理が
うまくいかなく
なってしまうそうです
あれ
＋
これ
人
×
発言

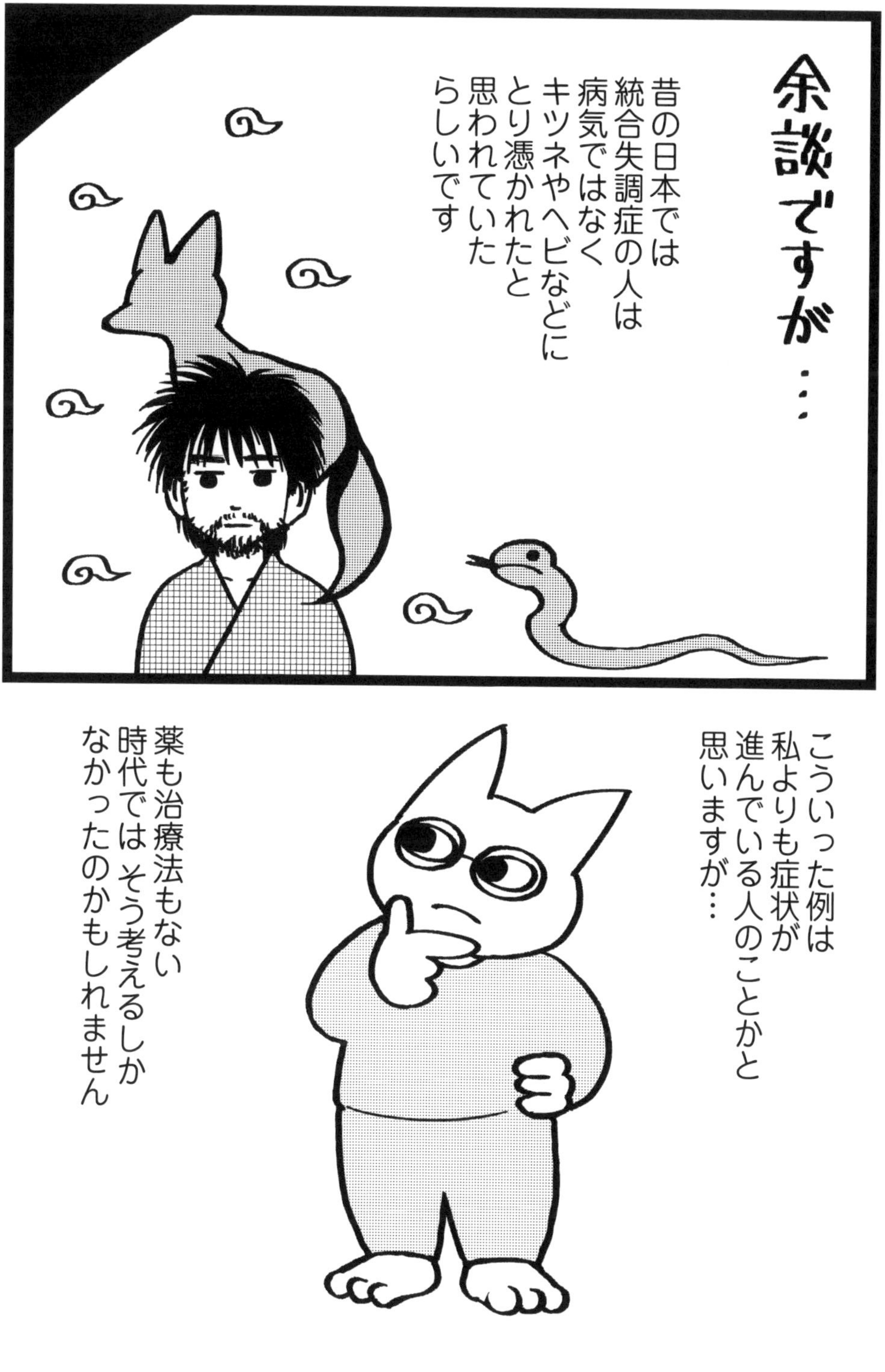
余談ですが…
昔の日本では統合失調症の人は病気ではなくキツネやヘビなどにとり憑かれていたと思われていたらしいです
こういった例は私よりも症状が進んでいる人のことかと思いますが…
薬も治療法もない時代では そう考えるしかなかったのかもしれません

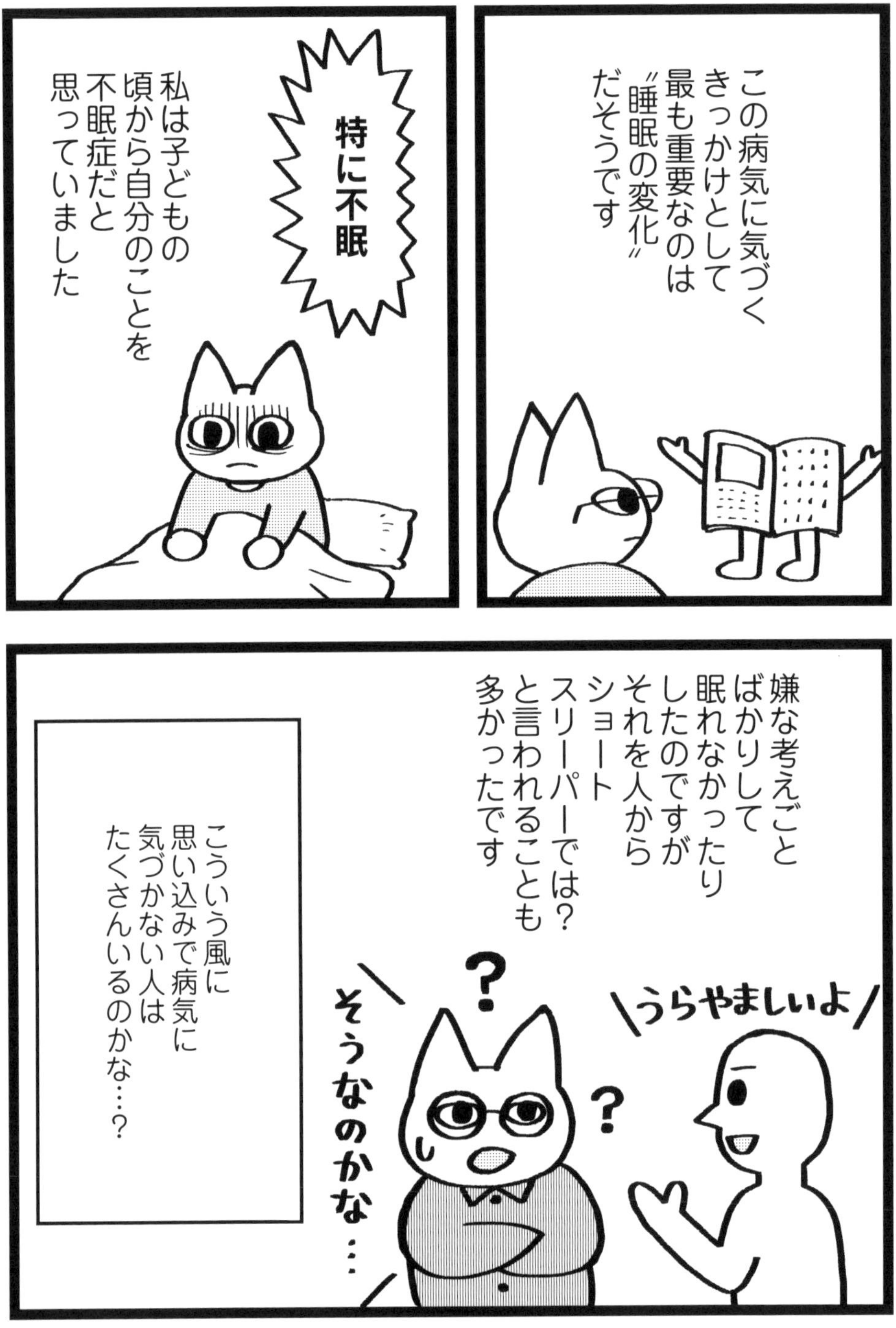
この病気に気づく
きっかけとして
最も重要なのは
〝睡眠の変化〟
だそうです
特に不眠
私は子どもの
頃から自分のことを
不眠症だと
思っていました
嫌な考えごと
ばかりして
眠れなかったり
したのですが
それを人から
ショート
スリーパーでは?
と言われることも
多かったです
うらやましいよ
?
?
そうなのかな…
こういう風に
思い込みで病気に
気づかない人は
たくさんいるのかな…?

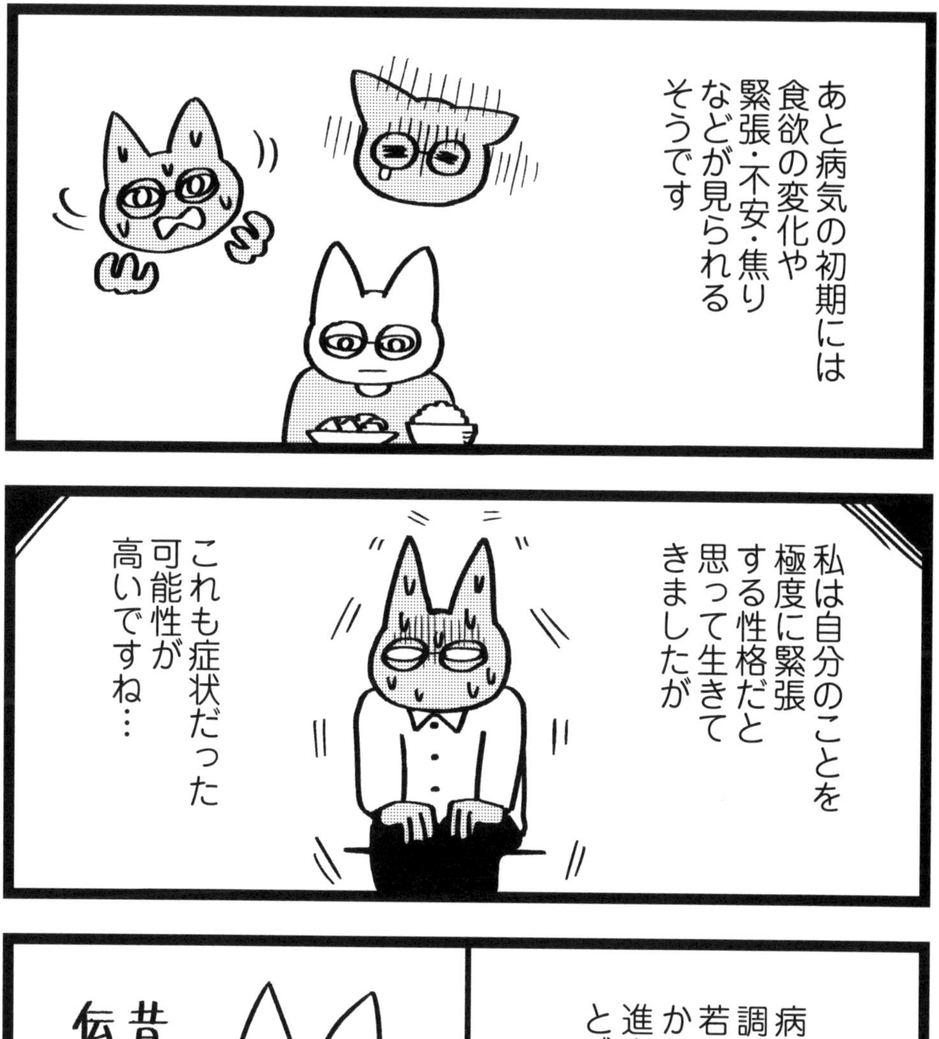
あと病気の初期には食欲の変化や緊張・不安・焦りなどが見られるそうです
私は自分のことを極度に緊張する性格だと思って生きてきましたが
これも症状だった可能性が高いですね…
病気について調べていくと若い頃の私はかなり症状が進んでいたのでは?と感じます
昔の自分に伝えたい…

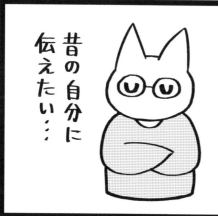

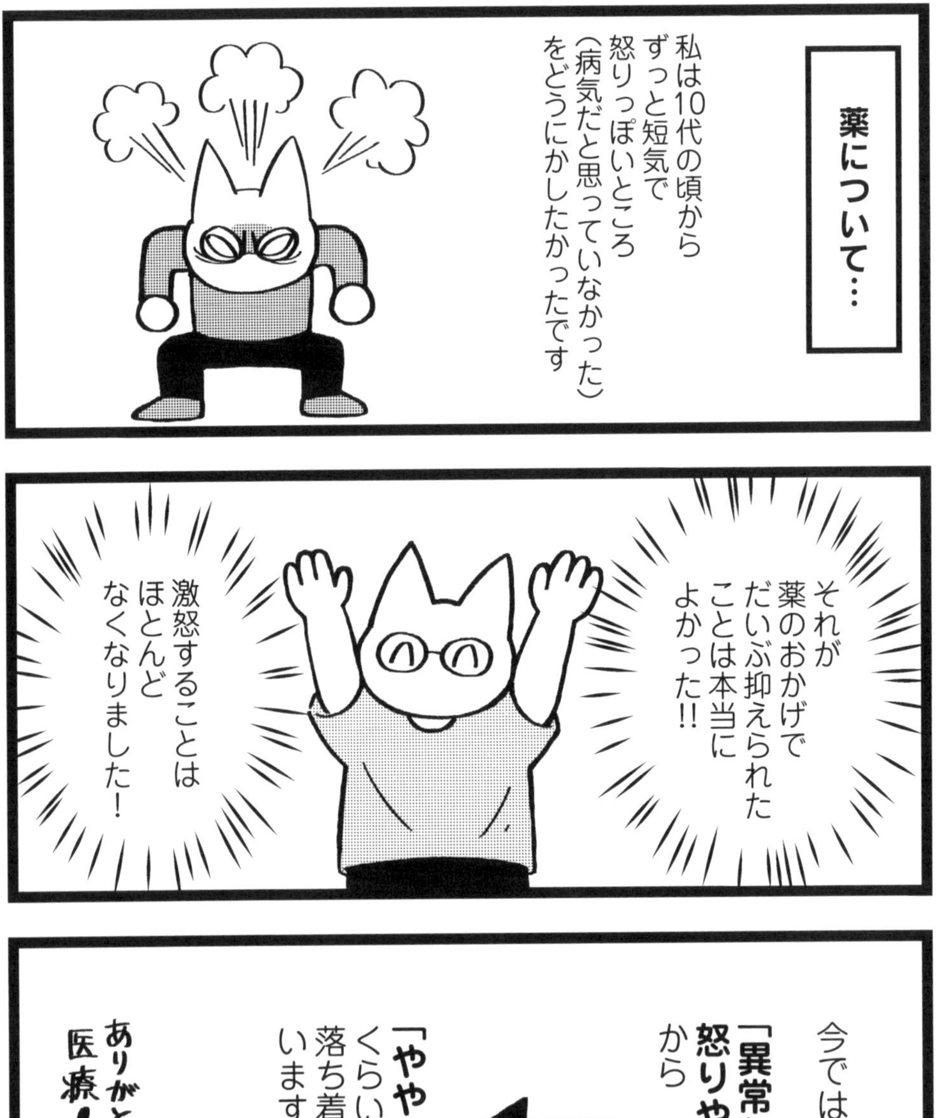
薬について…
私は10代の頃からずっと短気で怒りっぽいところ(病気だと思っていなかった)をどうにかしたかったです
それが薬のおかげでだいぶ抑えられたことは本当によかった!!
激怒することはほとんどなくなりました!
今では「異常なまでに怒りやすい人」から
「やや怒る人」くらいにまで落ち着いています!
ありがとう医療!

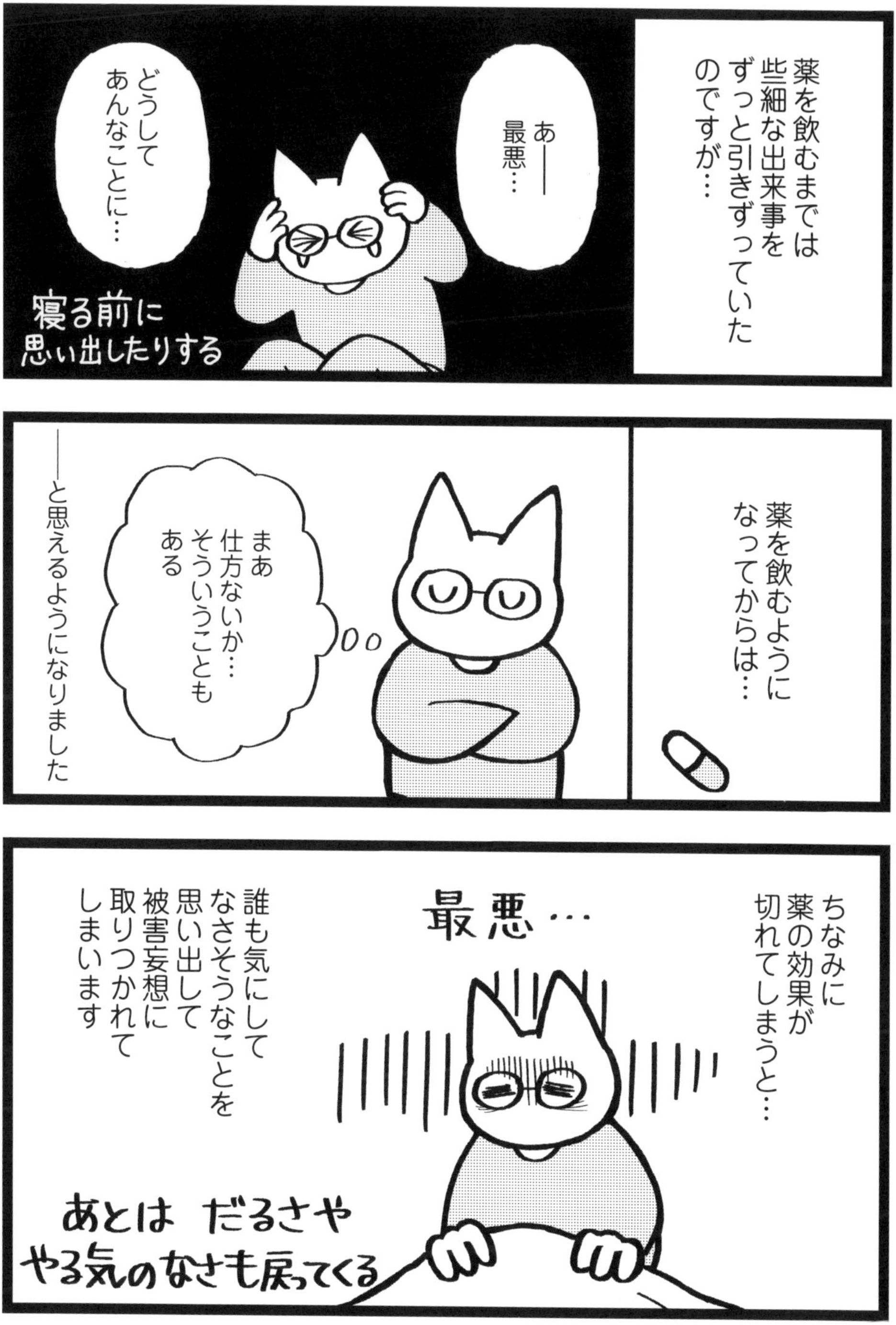
薬を飲むまでは些細な出来事をずっと引きずっていたのですが…
あ——最悪…
どうしてあんなことに…
寝る前に思い出したりする
薬を飲むようになってからは…
まあ仕方ないか…そういうこともある
——と思えるようになりました
ちなみに薬の効果が切れてしまうと…
最悪…
誰も気にしてなさそうなことを思い出して被害妄想に取りつかれてしまいます
あとは だるさややる気のなさも戻ってくる

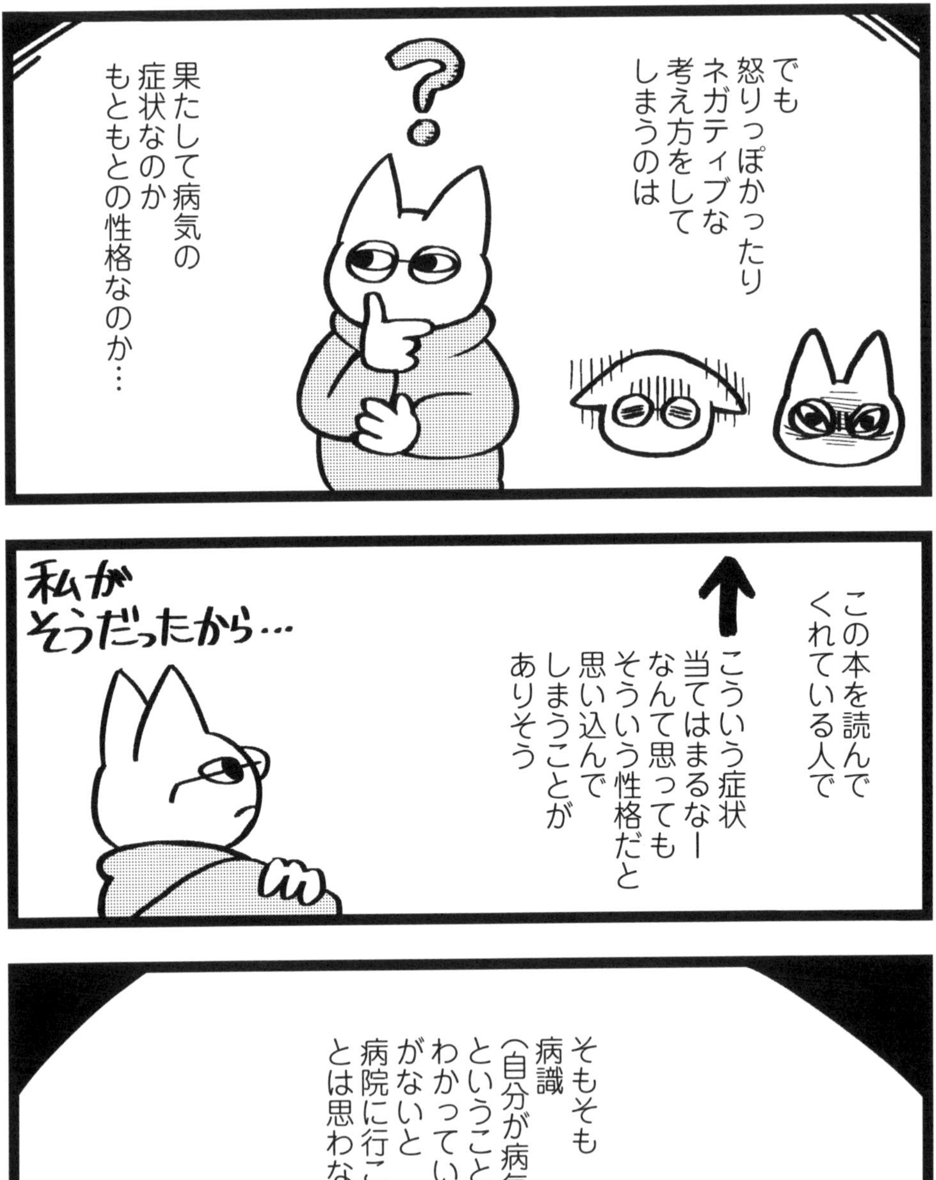
でも怒りっぽかったりネガティブな考え方をしてしまうのは
果たして病気の症状なのかもともとの性格なのか…
この本を読んでくれている人で
こういう症状当てはまるなーなんて思ってもそういう性格だと思い込んでしまうことがありそう
私がそうだったから…
そもそも病識（自分が病気であるということをわかっている状態）がないと病院に行こうとは思わないよね…

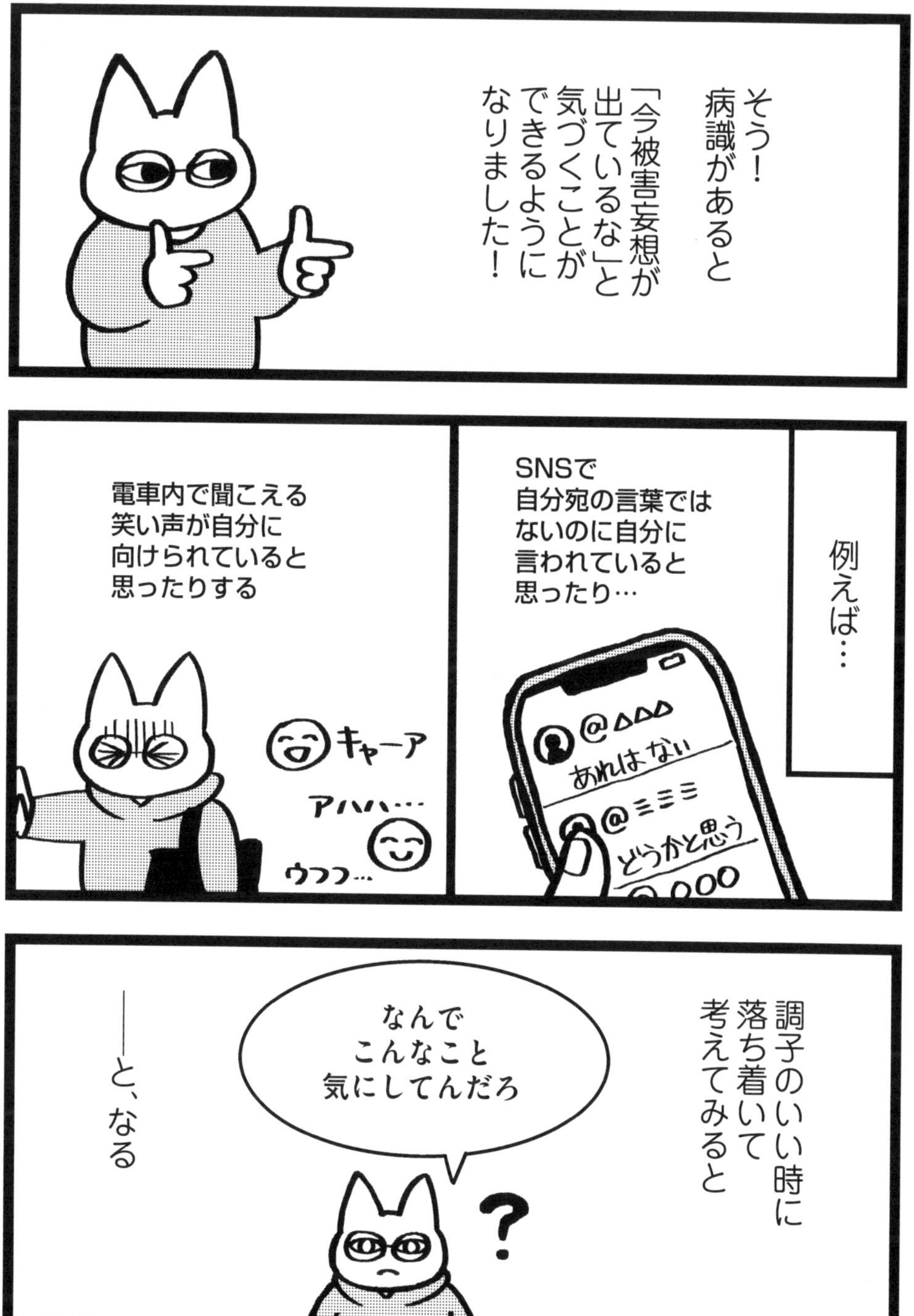
そう！
病識があると
「今被害妄想が
出ているな」と
気づくことが
できるように
なりました！
例えば…
SNSで
自分宛の言葉では
ないのに自分に
言われていると
思ったり…
@△△△
あれはない
@ミミミ
どうかと思う
○○○
電車内で聞こえる
笑い声が自分に
向けられていると
思ったりする
キャーア
アハハ…
ウフフ…
調子のいい時に
落ち着いて
考えてみると
なんで
こんなこと
気にしてんだろ
?
――と、なる

～集中力について～

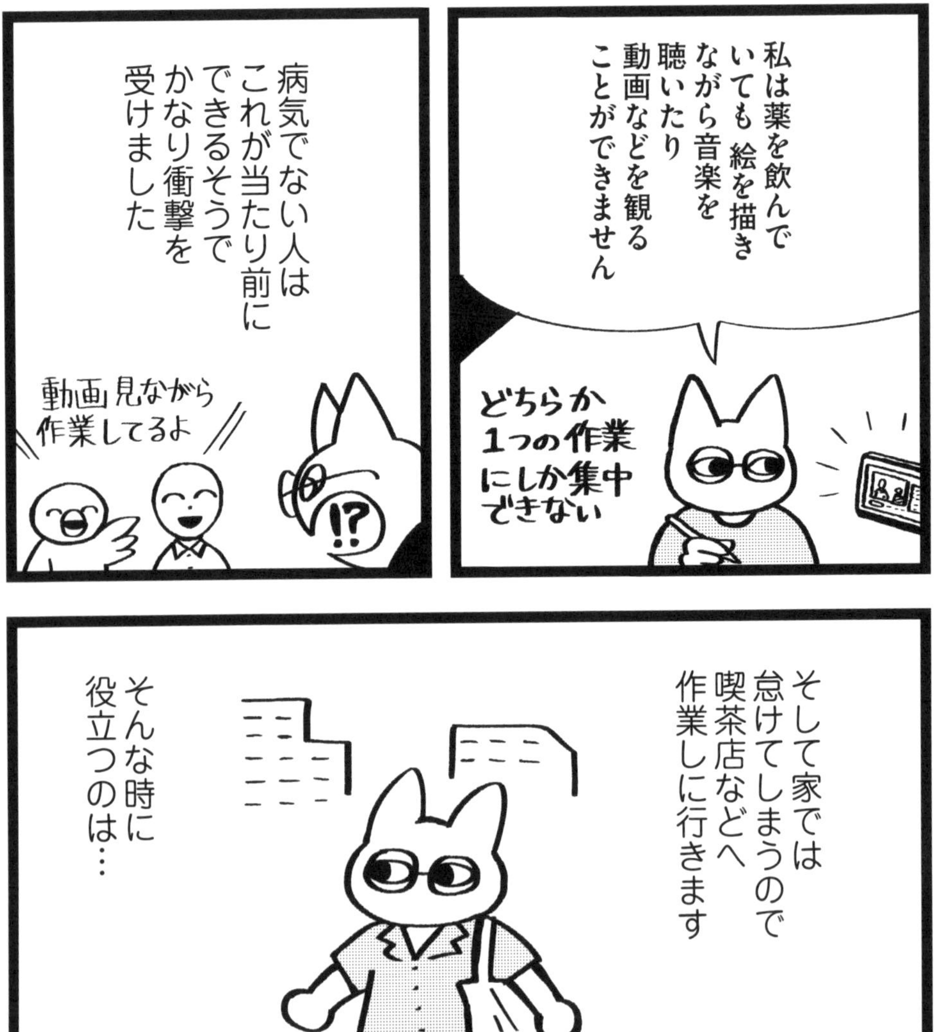
私は薬を飲んでいても 絵を描きながら音楽を聴いたり動画などを観ることができません
どちらか1つの作業にしか集中できない
病気でない人はこれが当たり前にできるそうでかなり衝撃を受けました
動画見ながら作業してるよ
!?
そして家では怠けてしまうので喫茶店などへ作業しに行きます
そんな時に役立つのは…

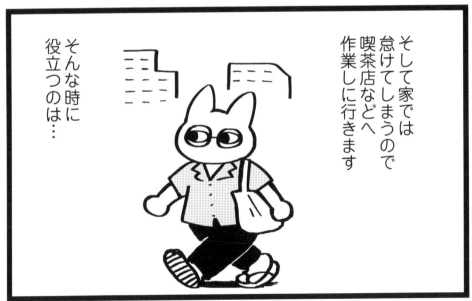

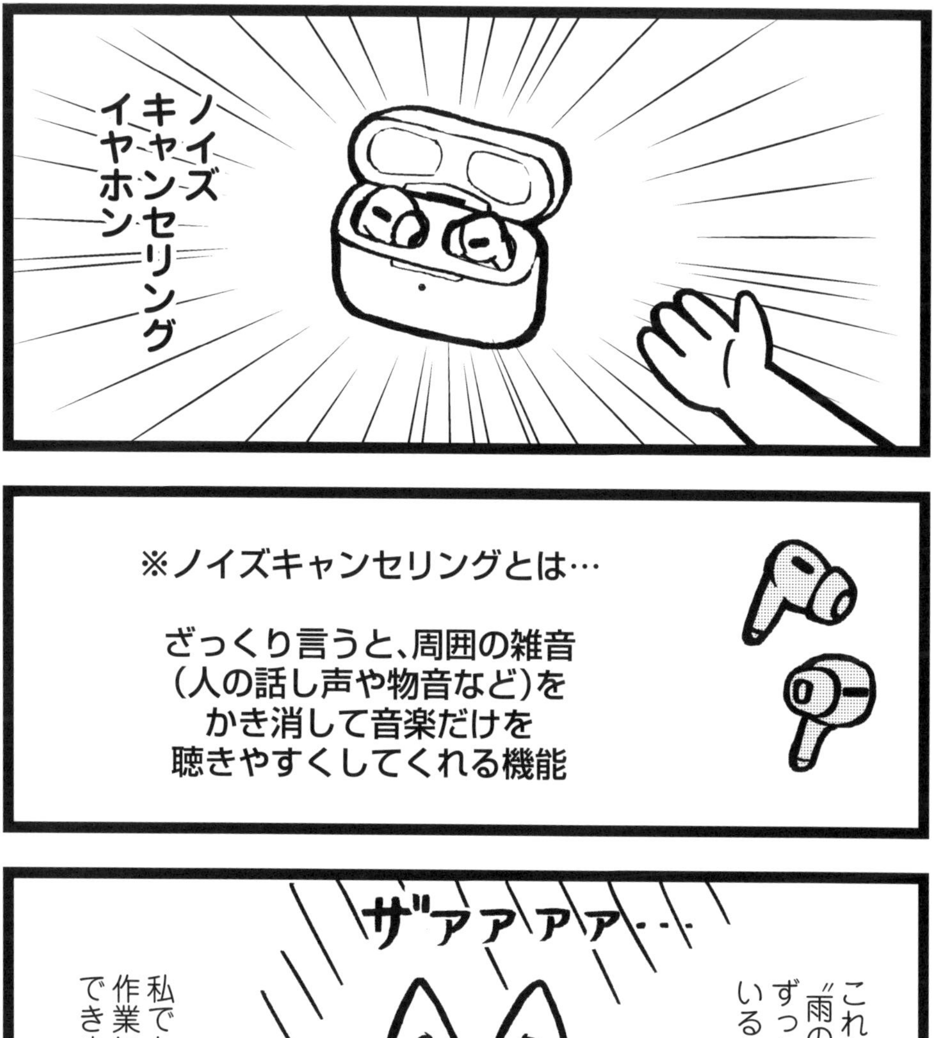
ノイズキャンセリングイヤホン
※ノイズキャンセリングとは…
ざっくり言うと、周囲の雑音(人の話し声や物音など)をかき消して音楽だけを聴きやすくしてくれる機能
ザァアァア・・・
これを使って〝雨の音〟をずっと再生していると…
私でもなんとか作業に集中できます！

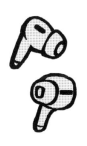

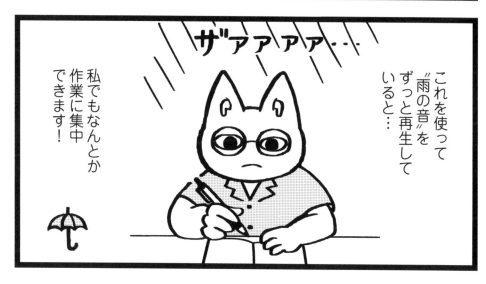

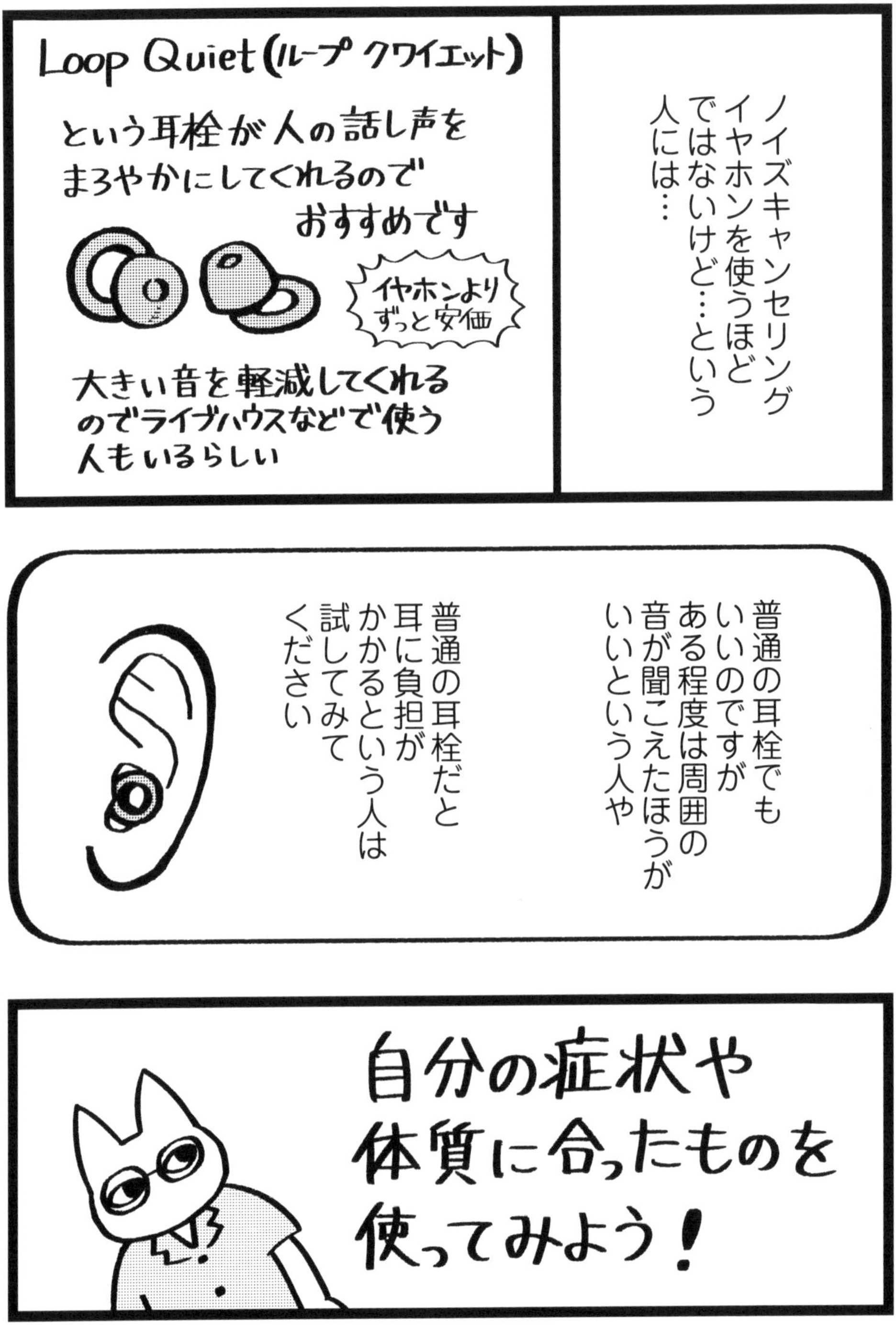
ノイズキャンセリングイヤホンを使うほどではないけど…という人には…
Loop Quiet(ループ クワイエット)
という耳栓が人の話し声をまろやかにしてくれるのでおすすめです
イヤホンよりずっと安価
大きい音を軽減してくれるのでライブハウスなどで使う人もいるらしい
普通の耳栓でもいいのですがある程度は周囲の音が聞こえたほうがいいという人や
普通の耳栓だと耳に負担がかかるという人は試してみてください
自分の症状や体質に合ったものを使ってみよう!

～余談ですが～

主治医にきいてみました

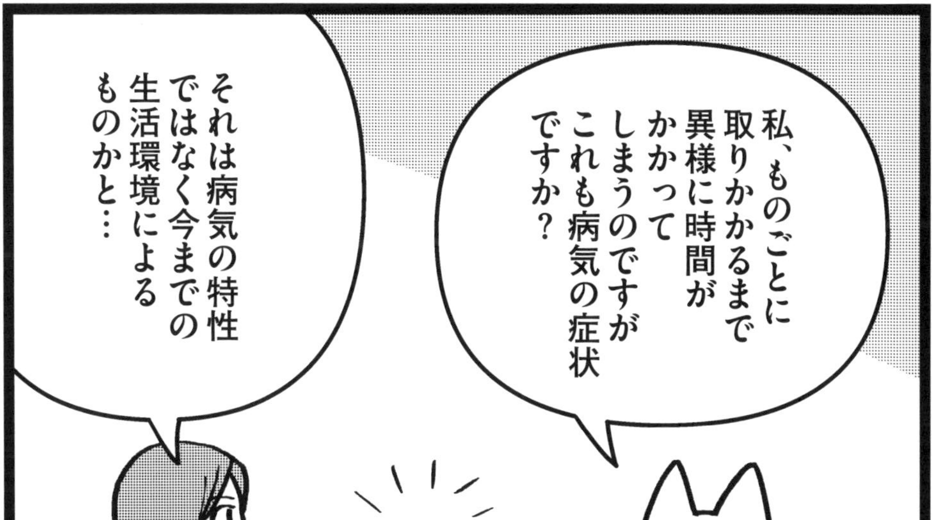
私、ものごとに取りかかるまで異様に時間がかかってしまうのですがこれも病気の症状ですか？
それは病気の特性ではなく今までの生活環境によるものかと…

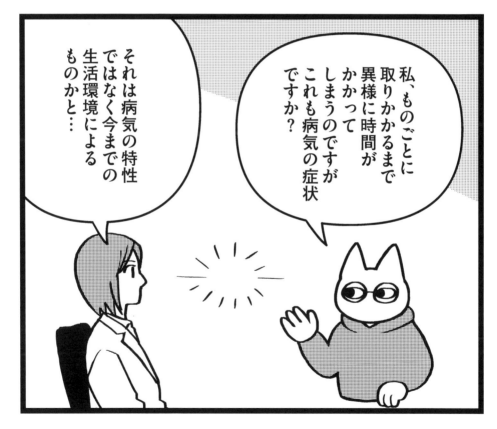

何でも都合よく病気のせいにしない

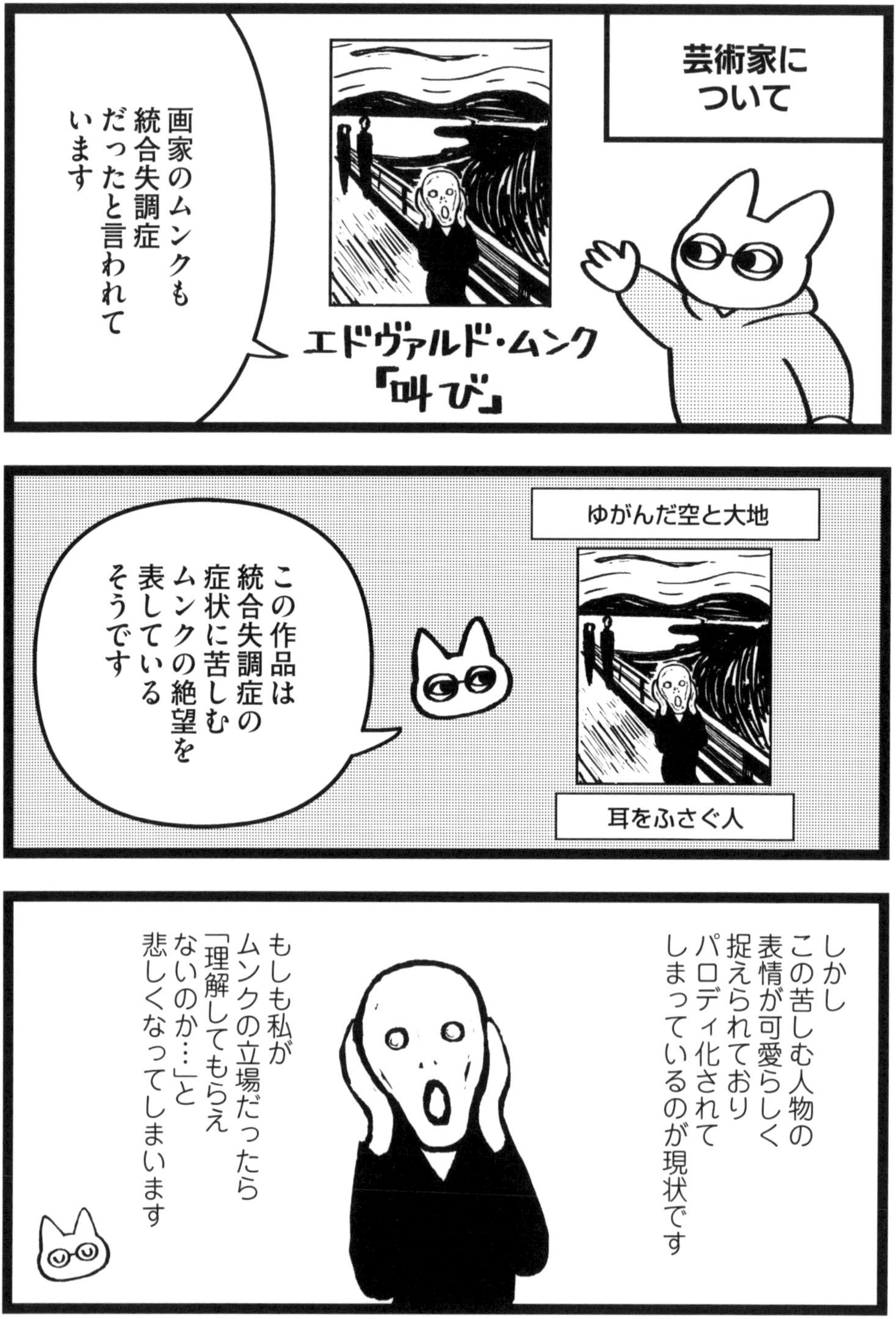
芸術家について
エドヴァルド・ムンク「叫び」
画家のムンクも統合失調症だったと言われています
ゆがんだ空と大地
耳をふさぐ人
この作品は統合失調症の症状に苦しむムンクの絶望を表しているそうです
しかしこの苦しむ人物の表情が可愛らしく捉えられておりパロディ化されてしまっているのが現状です
もしも私がムンクの立場だったら「理解してもらえないのか…」と悲しくなってしまいます

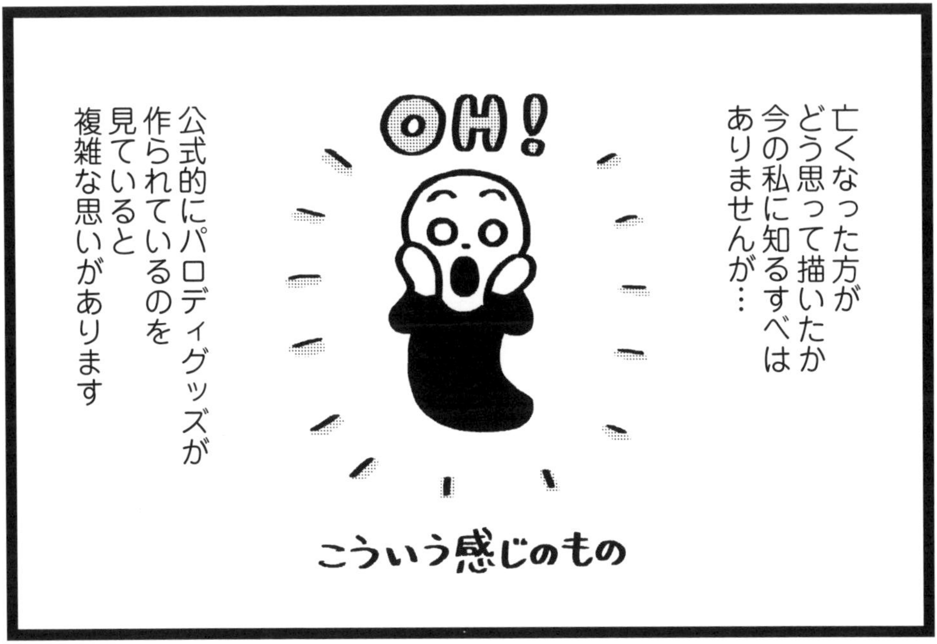
亡くなった方がどう思って描いたか今の私に知るすべはありませんが…
OH!
公式的にパロディグッズが作られているのを見ていると複雑な思いがあります
こういう感じのもの

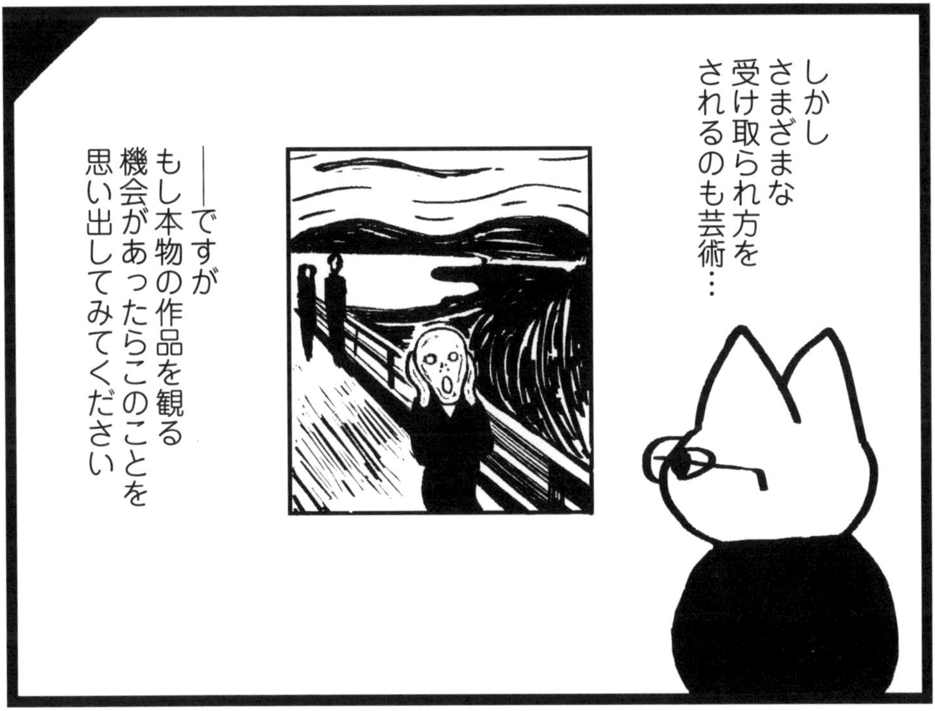
しかしさまざまな受け取られ方をされるのも芸術…
——ですがもし本物の作品を観る機会があったらこのことを思い出してみてください

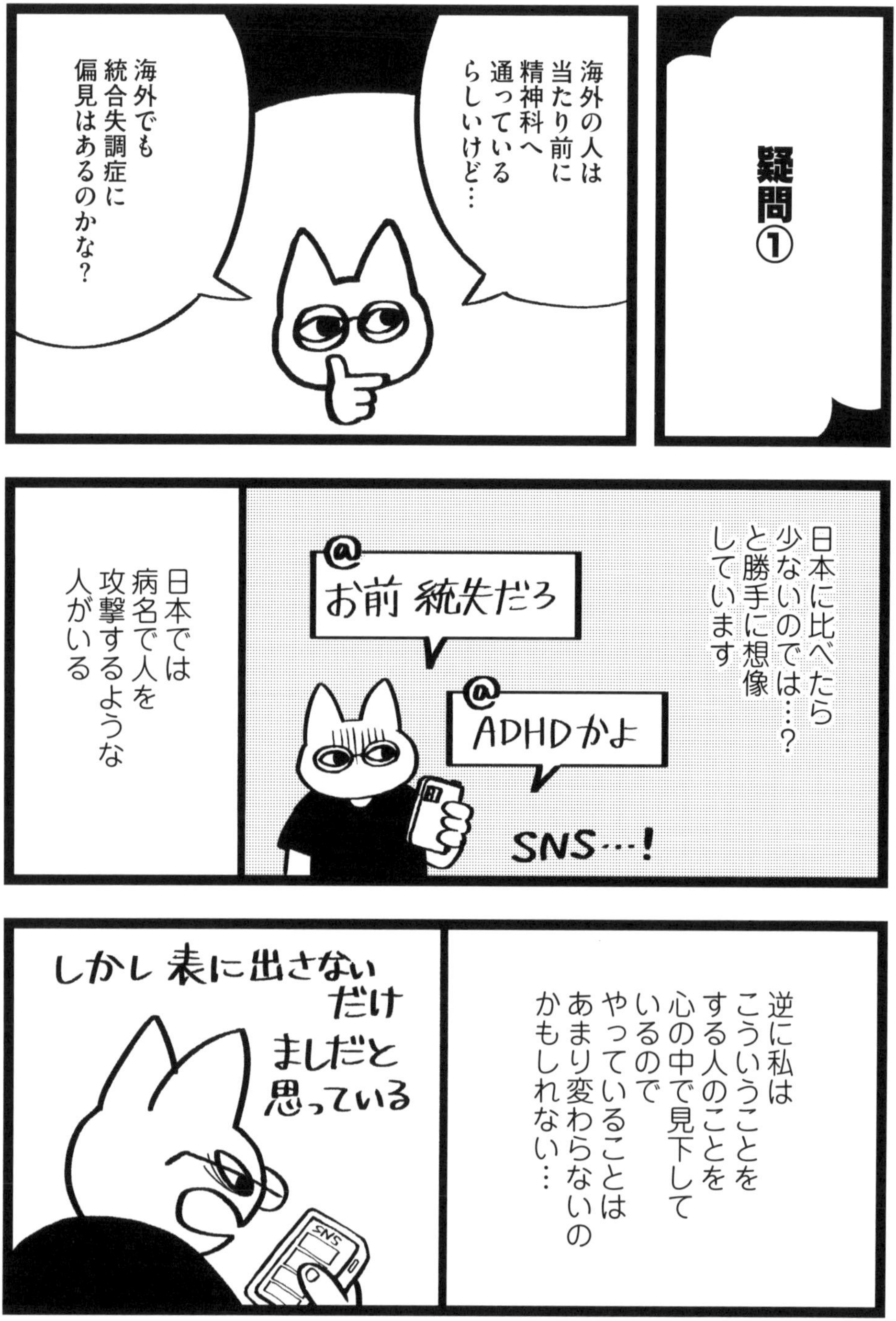

疑問①
海外の人は当たり前に精神科へ通っているらしいけど…
海外でも統合失調症に偏見はあるのかな？
日本に比べたら少ないのでは…？と勝手に想像しています
@
お前 統失だろ
@
ADHDかよ
SNS…！
日本では病名で人を攻撃するような人がいる
逆に私はこういうことをする人のことを心の中で見下しているのでやっていることはあまり変わらないのかもしれない…
しかし 表に出さないだけましだと思っている
SNS

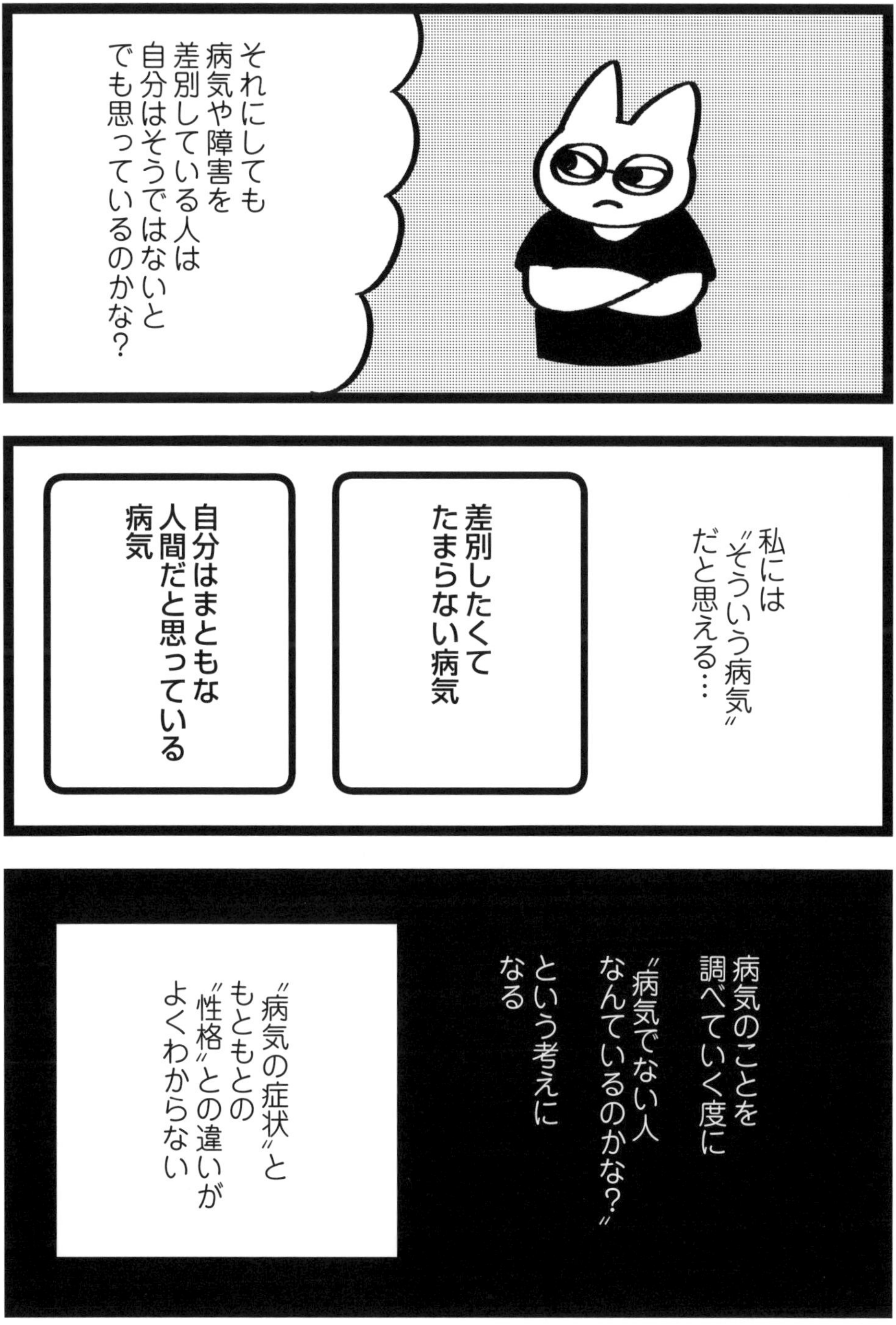
それにしても
病気や障害を
差別している人は
自分はそうではないと
でも思っているのかな?
私には
〝そういう病気〟
だと思える…
差別したくて
たまらない病気
自分はまともな
人間だと思っている
病気
病気のことを
調べていく度に
〝病気でない人
なんているのかな?〟
という考えに
なる
〝病気の症状〟と
もともとの
〝性格〟との違いが
よくわからない

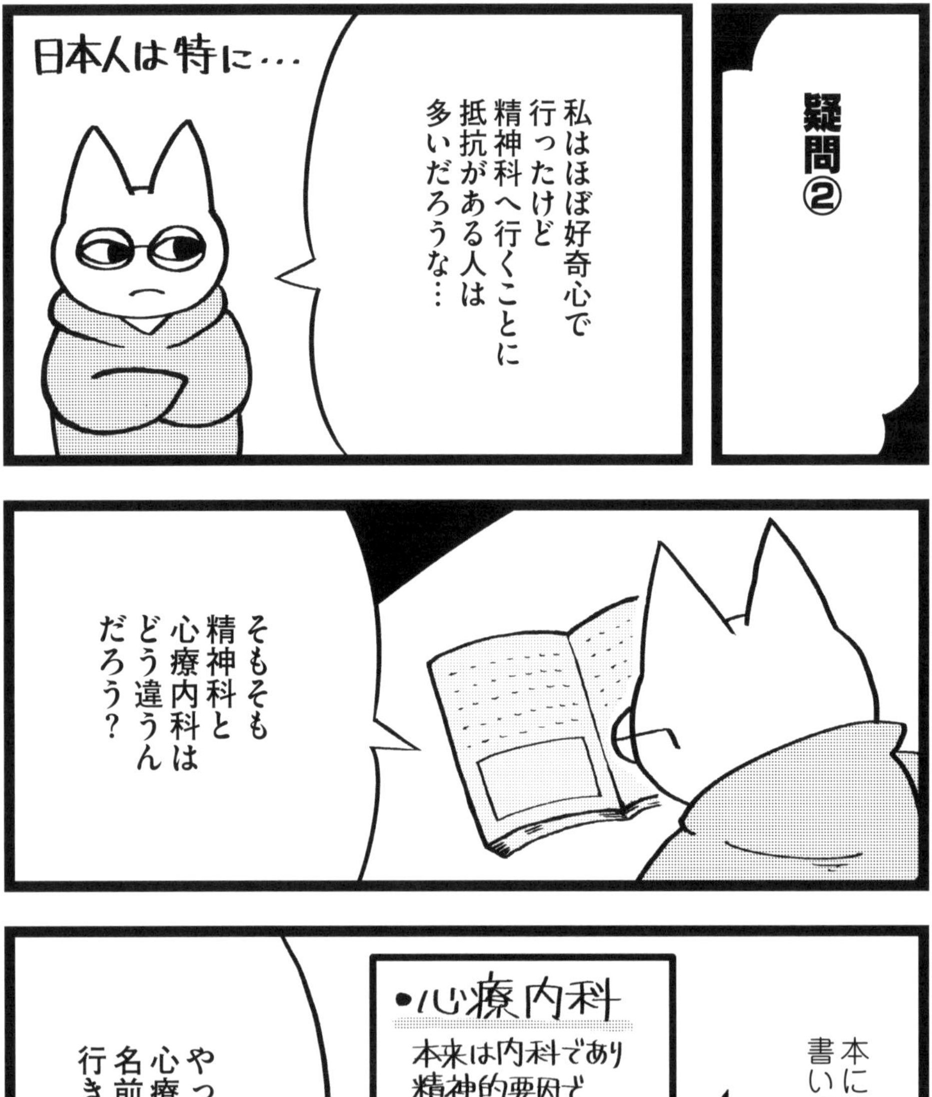
疑問②
私はほぼ好奇心で行ったけど精神科へ行くことに抵抗がある人は多いだろうな…
日本人は特に…
そもそも精神科と心療内科はどう違うんだろう？
本にはこう書いてあるけど…
•心療内科
本来は内科であり精神的要因で現れた身体症状を診てもらえる
•精神科
基本的には全ての精神疾患に対応
やっぱり心療内科という名前のほうが行きやすそう

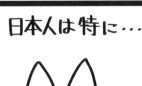

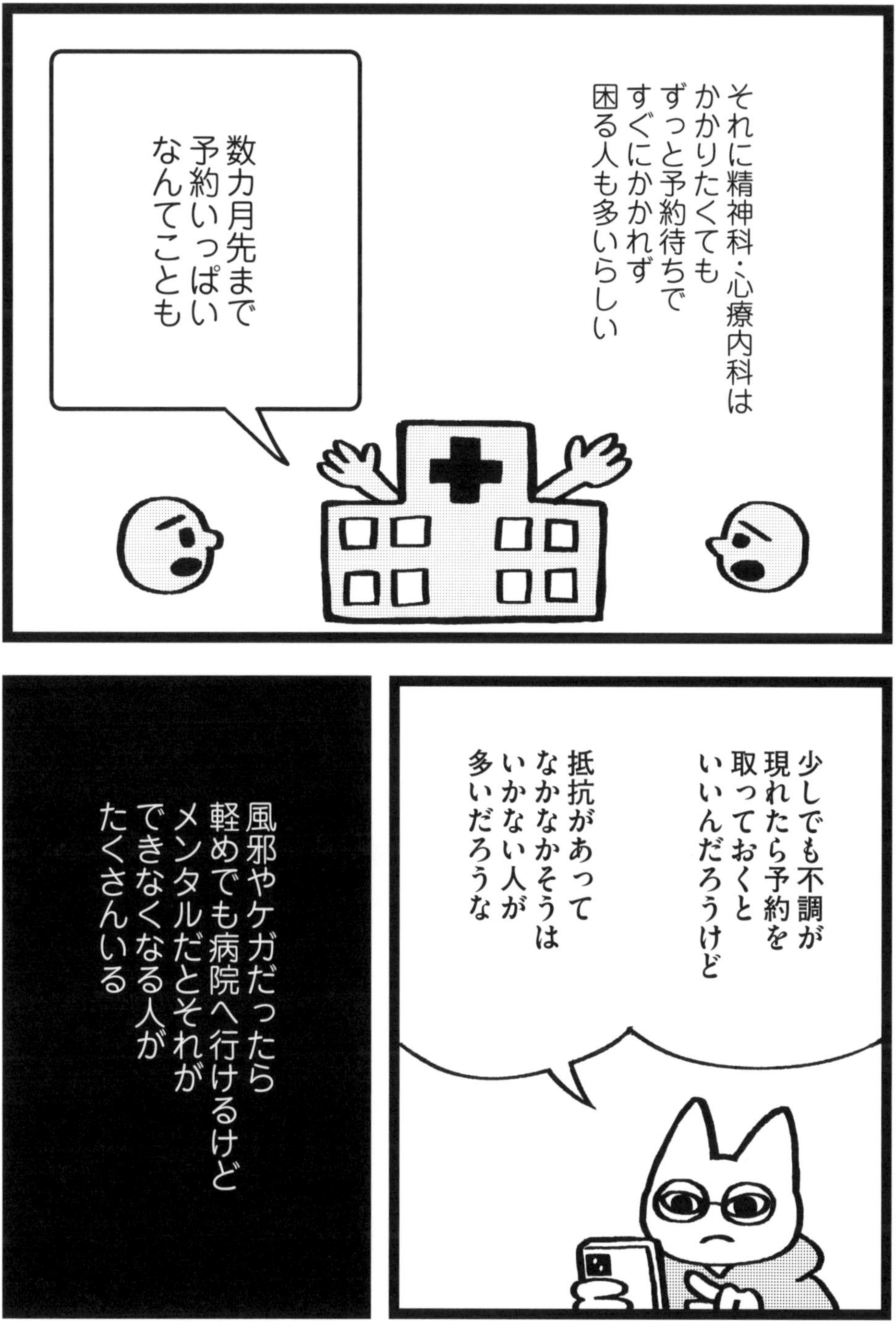
それに精神科・心療内科はかかりたくてもずっと予約待ちですぐにかかれず困る人も多いらしい
数カ月先まで予約いっぱいなんてことも
少しでも不調が現れたら予約を取っておくといいんだろうけど
抵抗があってなかなかそうはいかない人が多いだろうな
風邪やケガだったら軽めでも病院へ行けるけどメンタルだとそれができなくなる人がたくさんいる

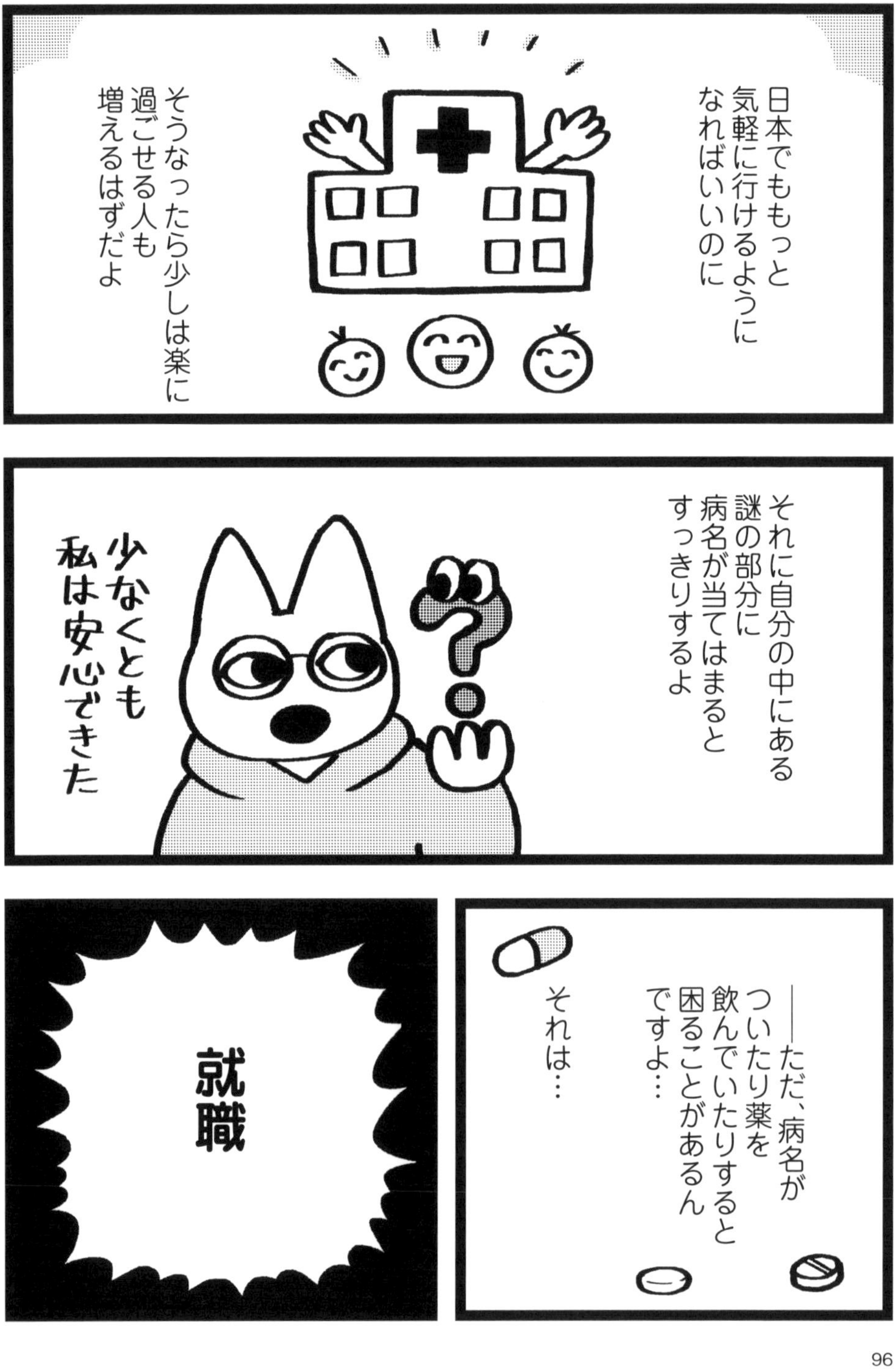

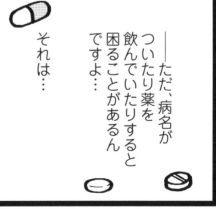

日本でももっと気軽に行けるようになればいいのに
そうなったら少しは楽に過ごせる人も増えるはずだよ
それに自分の中にある謎の部分に病名が当てはまるとすっきりするよ
少なくとも私は安心できた
——ただ、病名がついたり薬を飲んでいたりすると困ることがあるんですよ…
それは…
就職

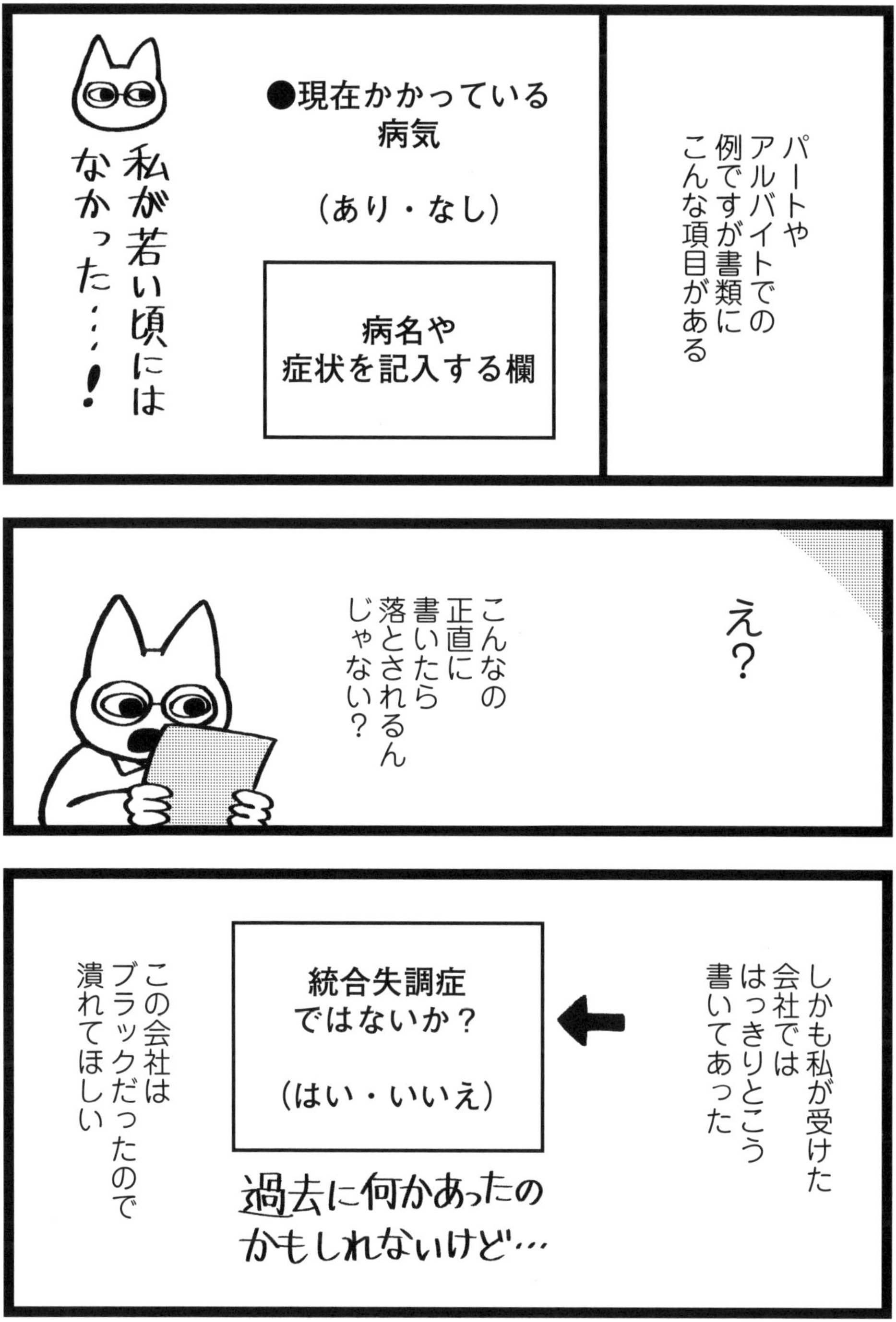
パートやアルバイトでの例ですが書類にこんな項目がある
●現在かかっている病気
（あり・なし）
病名や症状を記入する欄
私が若い頃にはなかった…！
え？
こんなの正直に書いたら落とされるんじゃない？
しかも私が受けた会社でははっきりとこう書いてあった
統合失調症ではないか？
（はい・いいえ）
過去に何かあったのかもしれないけど…
この会社はブラックだったので潰れてほしい

そういえばこんなこともありました

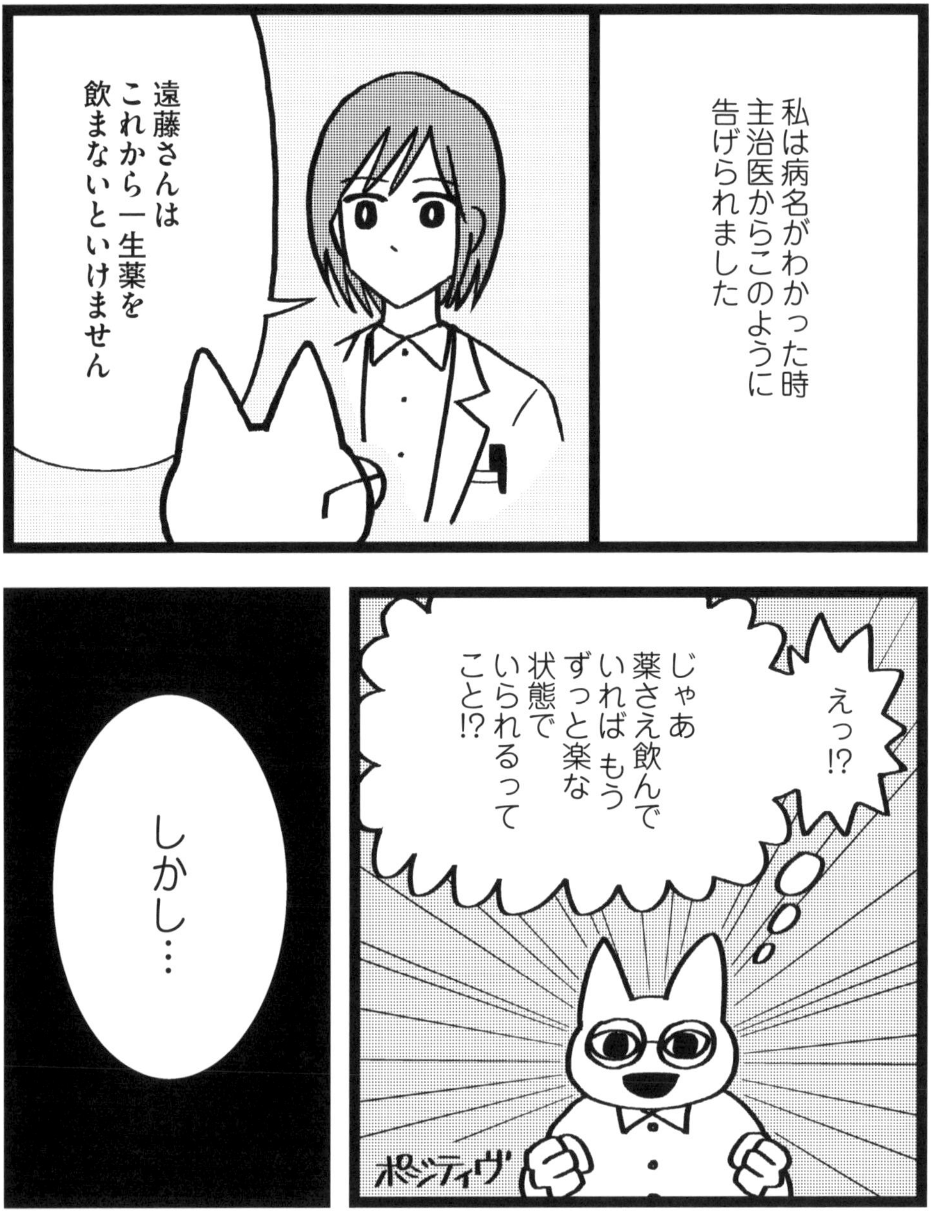
私は病名がわかった時主治医からこのように告げられました
遠藤さんはこれから一生薬を飲まないといけません
えっ!?
じゃあ薬さえ飲んでいればもうずっと楽な状態でいられるってこと!?
ポジティヴ
しかし…

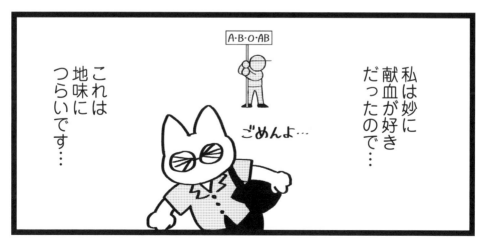

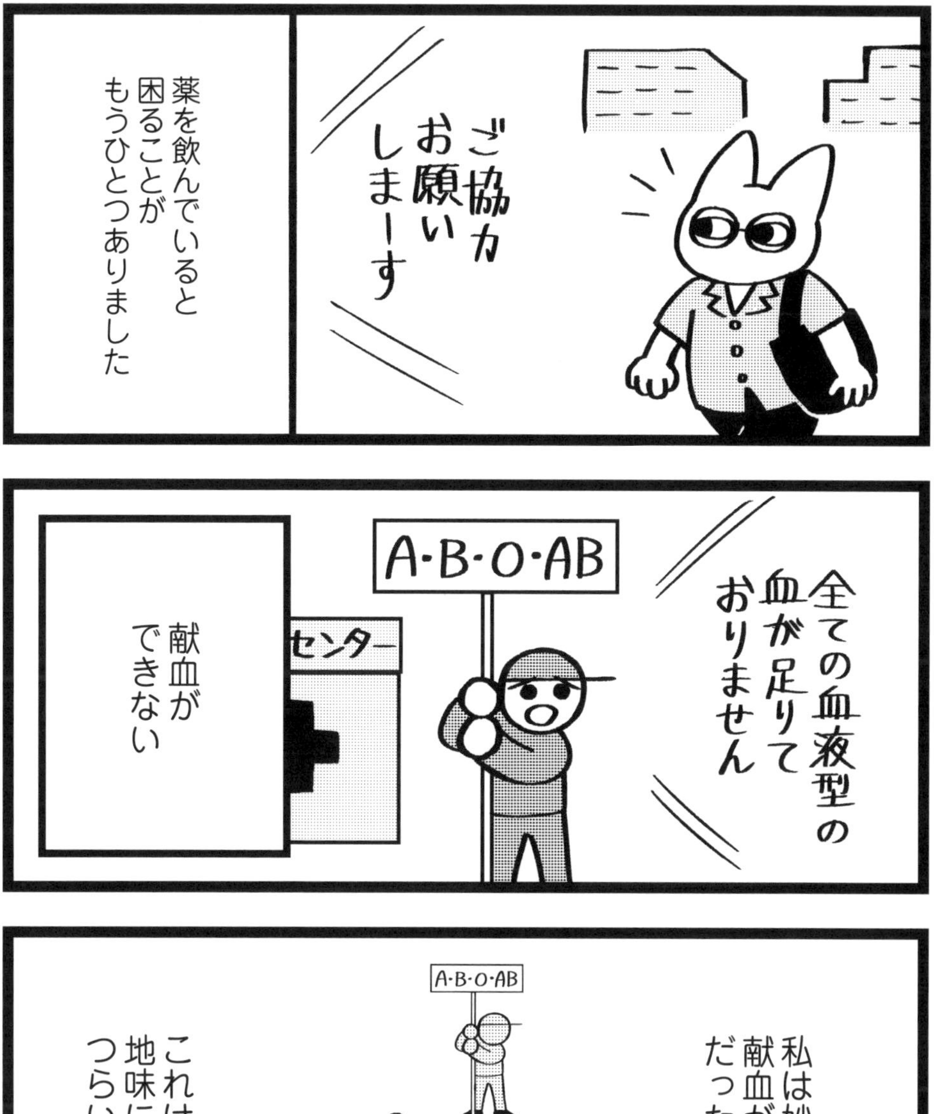
ご協力お願いしまーす
薬を飲んでいると困ることがもうひとつありました
全ての血液型の血が足りておりません
A・B・O・AB
センター
献血ができない
私は妙に献血が好きだったので…
A・B・O・AB
ごめんよ…
これは地味につらいです…

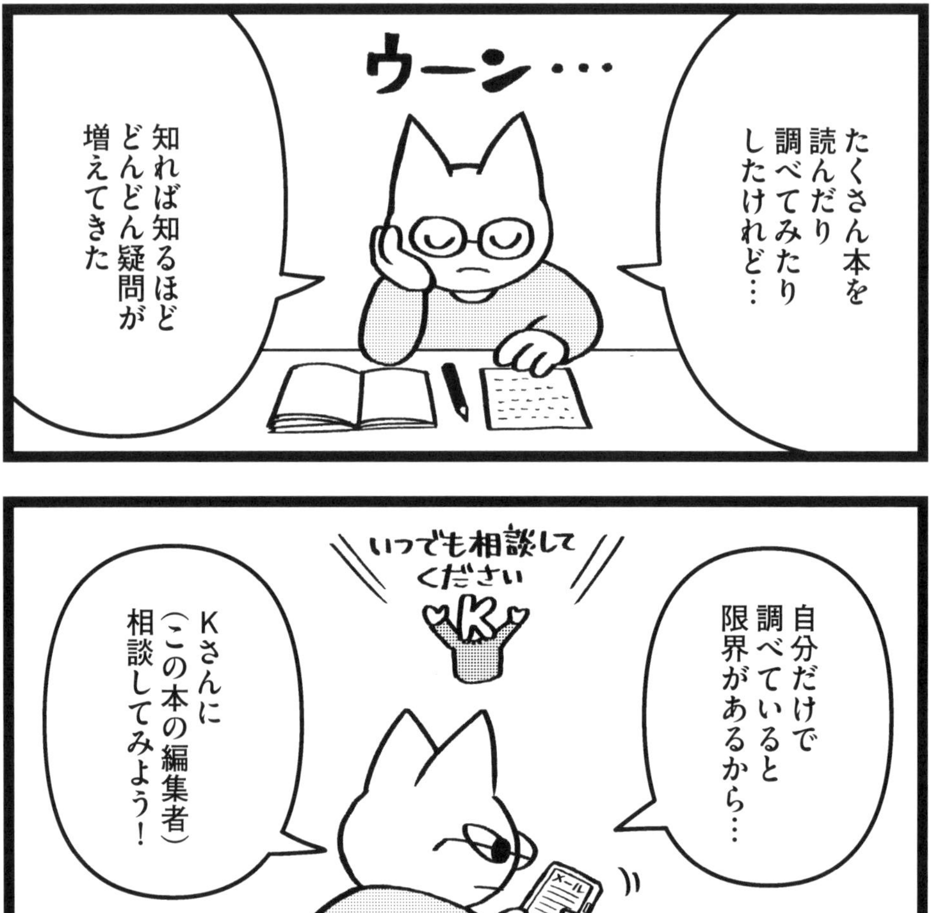
たくさん本を読んだり調べてみたりしたけれど…
ウーン…
知れば知るほどどんどん疑問が増えてきた
自分だけで調べていると限界があるから…
いつでも相談してください
K
メール
Kさんに（この本の編集者）相談してみよう！
なるほど！
喫茶店

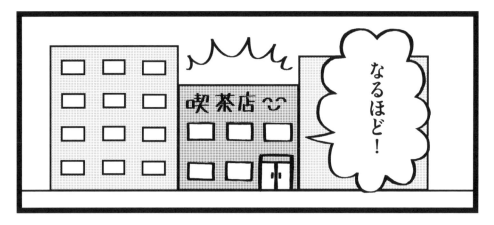

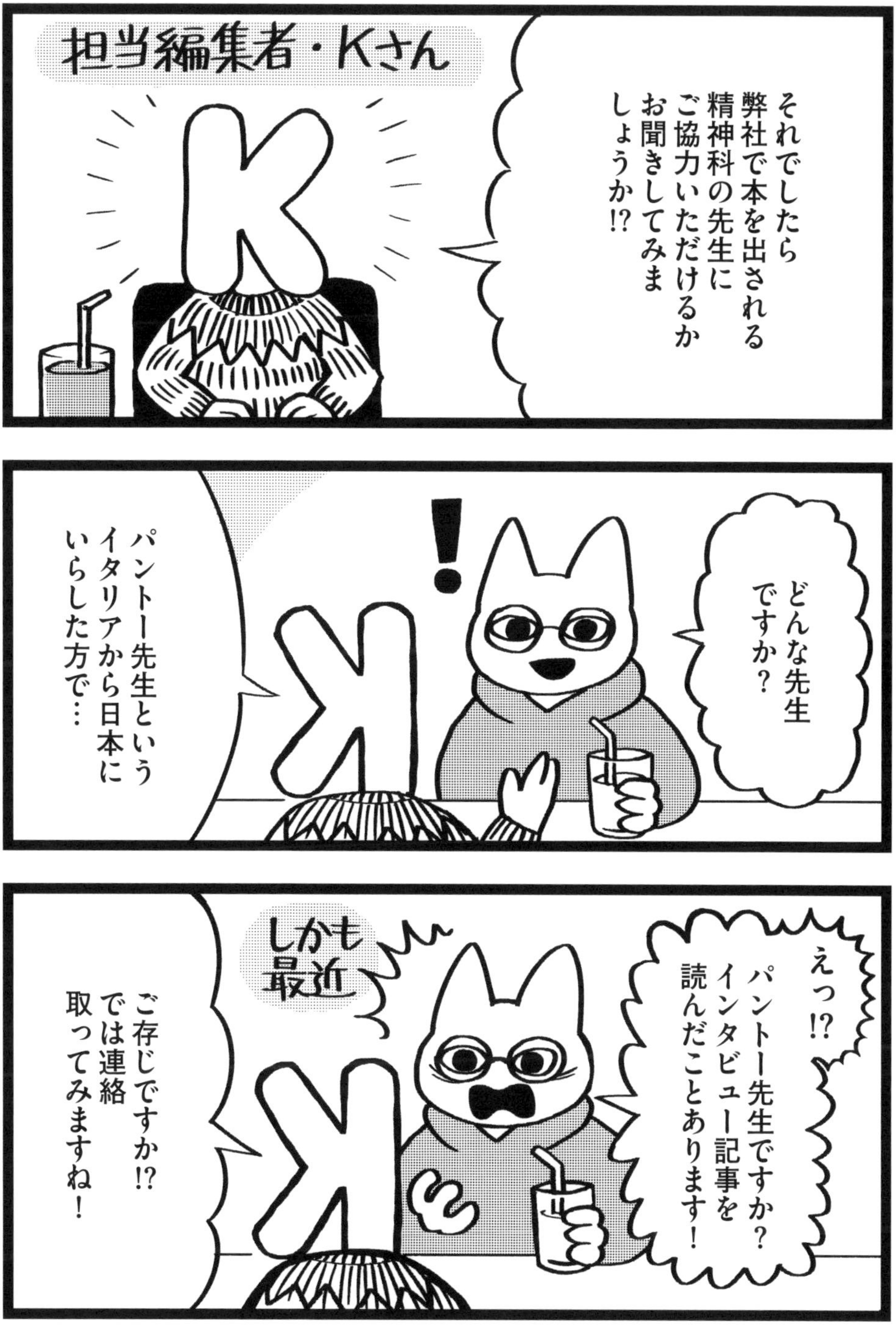
担当編集者・Kさん
それでしたら弊社で本を出される精神科の先生にご協力いただけるかお聞きしてみましょうか!?
どんな先生ですか?
パントー先生というイタリアから日本にいらした方で…
えっ!? パントー先生ですか? インタビュー記事を読んだことあります!
しかも最近
ご存じですか!? では連絡取ってみますね!

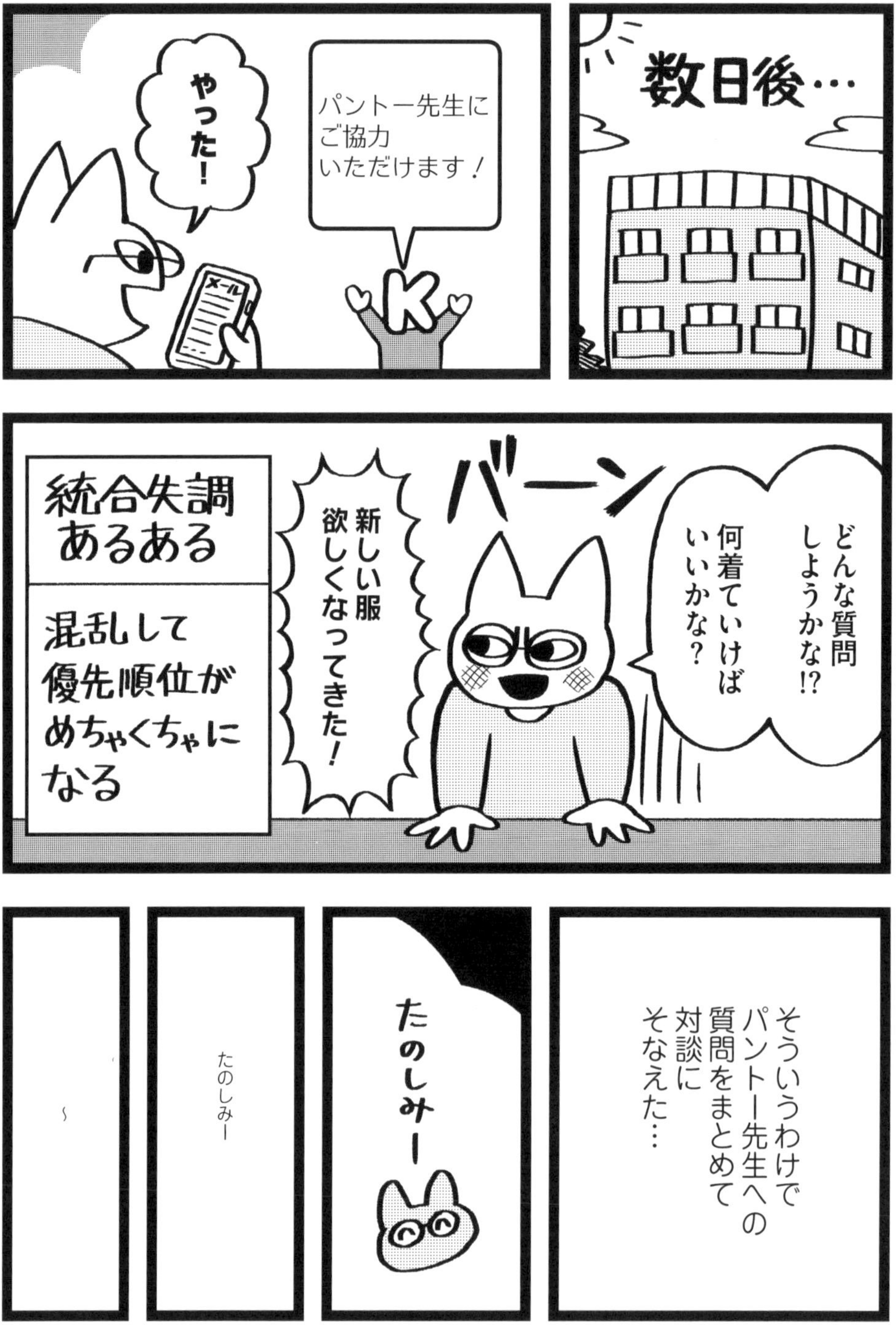
数日後…
パントー先生にご協力いただけます！
メール
やった！
どんな質問しようかな!?
何着ていけばいいかな？
バーン
新しい服欲しくなってきた！
統合失調あるある
混乱して優先順位がめちゃくちゃになる
そういうわけでパントー先生への質問をまとめて対談にそなえた…
たのしみー
たのしみー
～

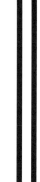

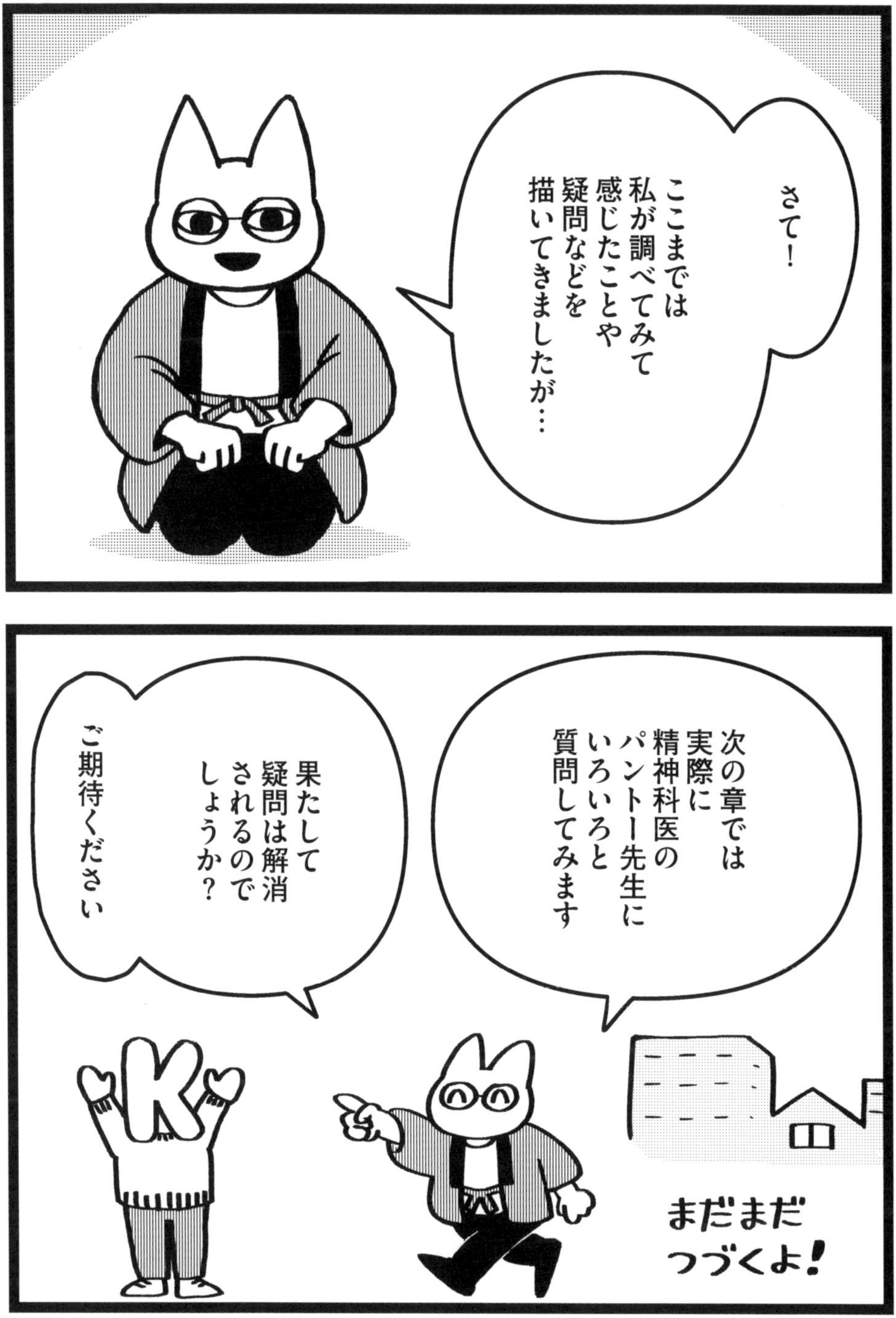
さて！ここまでは私が調べてみて感じたことや疑問などを描いてきましたが…
次の章では実際に精神科医のパントー先生にいろいろと質問してみます
果たして疑問は解消されるのでしょうか？ご期待ください
まだまだつづくよ！

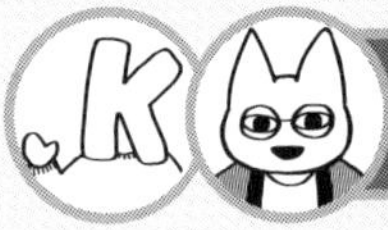

教えて！パントー先生　Q&A③

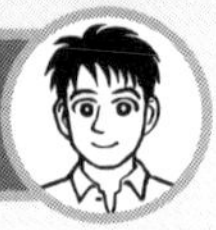

Q1 日本では、かつて統合失調症は精神分裂病という病名でした。この病名が変更されたことにより、偏見などが少なくなった印象ですが、外国では病名が変更されたりすることはありますか？

A 「Schizophrenia」つまり統合失調症という言葉は、1908年にスイスの精神科医オイゲン・ブロイラーが初めて使った言葉です。人格、思考、記憶、知覚の間の機能の「分離」を表すことを意図したものでした。

Schizophrenia は直訳的に翻訳すると「精神分裂病」となります。

今と昔では精神異常の概念も違い、言葉も違ったのです。

Schizophrenia（統合失調症）は dementia praecox（早期認知症）と言われました。

Delusional disorder（妄想性障害）は paranoia（パラノイア）と言われました。

Bipolar disorder（双極性障害）は manic-depressive insanity（躁病うつ病の狂気）と言われました。

上記を見ればスティグマ（精神疾患に対する偏見）を無くす意味とその病気のメカニズムがもっと明らかになった時に改名が行われたのは正しいことだと思います。

また、韓国では、統合失調症のことを "Jeongshin-bunyeol-byung ("split-mind-disorder") と呼ばれていました（分裂病という意味です）。

現在韓国の統合失調症の新しい名称は "Johyun-byung（調律障害）" で、バイオリンやギターの弦のように、統合失調症の患者さんが自分の心を「調律」する必要があるという意味が込められています。精神分裂を「調律障害」と呼ぶことで、統合失調症患者に対する偏見や差別をなくすことが期待されています。

香港では、統合失調症の旧名称である「精神分裂」は、文字通り「心の分裂」を意味し、偏見と結びついていました。20年ほど前、精神病の新しい病名として dysfunction of thought and perception「思想と感覚の不調」が導入されました。この新しい名は「思考と知覚の機能障害」を表し、可逆性と治療の可能性が示唆されています。この新しい名称は、汚名を着せることが少ないと考えられているため、一般市民や専門家によく受け入れられています。

中国大陸では、精神分裂病の名称はまだ変更されていません。

実は病名が改名されたのは日本で初めてらしいです。この名称の変更に伴い、病気の発症はストレスに対する脆弱性という、モデルに基づく概念への転換が背景にあると思われます。

Q2 漫画で描かれているように、かつての日本で精神疾患を患った人が「取り憑かれた」と思われることもありました。ヨーロッパでも同じようなことはありましたか？

A はい。特に1908年以前、統合失調症のメカニズムが発見されるまでは、宗教における見方が大きかったですね、悪魔による憑依と思われ、『浄化』など宗教

Q3 漫画の中でムンクのことが出てきますが、クリエイティブな才能を持たれる方が精神的な疾患を患われていることが多いような印象です。それには理由があるのでしょうか？　また、精神医学を学ばれる際に、症状の代表として語られるような歴史上の人物はいますか？

A　ロックバンド「ピンクフロイド」の初期の原動力となったシド・バレット、ゲーム理論の父ジョン・ナッシュ、伝説のバレエダンサーであるヴァーツラフ・ニジンスキーなど、創造性の高い人たちが統合失調症に罹ったことがあるそうです。

ジョン・ナッシュは、大学時代に統合失調症を患うようになりました。それでも粘り強く研究を続け、1994年、ゲーム理論によりノーベル経済学賞を受賞しました。彼の人生と闘いは、伝記『ビューティフル・マインド』で描かれ、ハリウッド映画化もされ成功を収めましたね。

さらに多くの創造性豊かな人々は、自分自身が統合失調症に罹患していないにもかかわらず、近親者に統合失調症に罹患している、あるいは罹患した人がいます。

アルベルト・アインシュタインの息子も、バートランド・ラッセルの息子も、ジェイムズ・ジョイスの娘も、統合失調症に罹患しています。

また、重度の精神障害を持つ30万人を対象とした最近の家族研究では、統合失調症や双極性障害を持つ人の健康な兄弟姉妹が、創造的な職業に就く割合が高いことが判明しています。

一説によると、統合失調症の人もその親族も、脳内の機能の横並びが欠如していると言われています。右半球（想像力の役割）の使用が増え、右半球と左半球の間のコミュニケーションが増えることで、創造性を発揮することができるのです。この大脳半球間のコミュニケーションの増加は、統合失調症患者にも見られますが、認知プロセスが乱れすぎているため、生産的に利用することができないことが多いですね。どちらかというとつまり統合失調症の患者の親族がもっと想像力が高い可能性があります。

統合失調症患者の健常な親族の中には、統合失調症に近い正常なスペクトルを持ち、統合失調症型人格障害の診断基準を満たす人もいるようです。それにもかかわらず、統合失調症の診断基準を満たさない多くの親族が、創造性と関連する突発的特異的思考といった軽度の統合失調症特性を有している可能性があります。

以下は、精神障害を持つ著名な人物の代表的な方々です。

エイブラハム・リンカーン（重度のうつ病）
ヴァージニア・ウルフ（双極性障害）
ルートヴィヒ・ヴァン・ベートーヴェン（双極性障害）
フィンセント・ファン・ゴッホ（双極性障害）
チャールズ・ディケンズ（うつ病）

的な儀式が行われた悲しい時代がありました。

Q4 統合失調症をはじめとする精神的な病気で、お薬の恒久的な服用（特に患者の状況に合わせた）が必要だと聞きます。もし、長年服用して寛解に近い状況になって薬の服用をやめた場合、どうなりますか？　また、お薬自体長い精神医療の中で進化していますか？

A 「統合失調症」とは大きな分類を示します。例えば一過性の精神病の場合も含めます。この場合はもちろんずっと薬を内服する必要はありません。遺伝的な傾向が強い、重症で持続する統合失調症の場合は、患者さんが薬の服用を中止すると、再発のリスクが高まり、入院に至る可能性もあります。そのため、患者さんには自分の病気について、また治療のリスクや効果について、常に情報を提供することが重要です。薬を減らしたい、調整したいなど思われたら必ず主治医と相談してください。

また、必要な薬を主治医と相談せず、中断すると遅発性精神病の発症リスクを高める可能性があります。もちろん軽症の場合は、慎重に薬を中止して、経過観察することもあります。回復しても、症状の再発（リラプス）があり得るため、個人個人の症状に合わせたケアが必要です。患者さんは内服を続けるのは大変ですよね。最近はLAI（持続性注射剤）を使えます。筋肉注射による統合失調症の治療薬です。

１ヶ月に１回、３ヶ月に１回の注射にすることで、だいぶ楽になりますね。

Q5 （これは全くの余談の質問かもしれないのですが…）「適応障害」と「うつ病」の違いは何でしょうか？

A 「適応障害」は、環境の要因がはっきり特定できる時に診断するうつ状態や不安障害のことを示します。

例えば、過剰労働、残業、上司の態度、離婚、別れ、喪失体験など、こういった時に人は不安障害、うつ状態になることがあります。多くの場合は自然と良くなりますが、治療が必要な場合（休職、カウンセリングなど）適応障害と判断します。いずれにせよ、環境に適応できないことで、精神症状が出るのが適応障害といわれます。適応障害の治療をしなければ、うつ状態はうつ病になり、悪化してしまう可能性があります、つまり適応障害からうつ病という流れになることもあります。純粋な「うつ病」は必ずしも環境の要因だけが影響するものではありません。遺伝子、性格なども要因となり得ます。

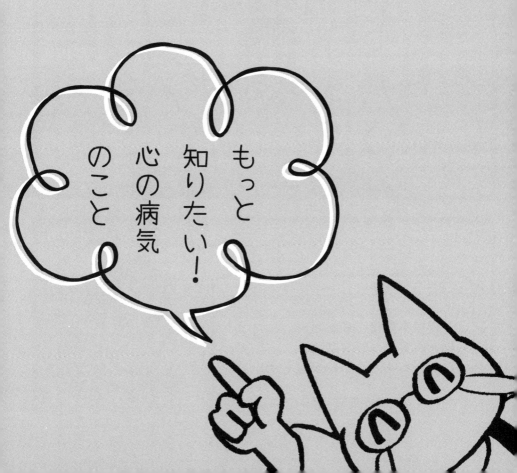

第4章

もっと知りたい！心の病気のこと

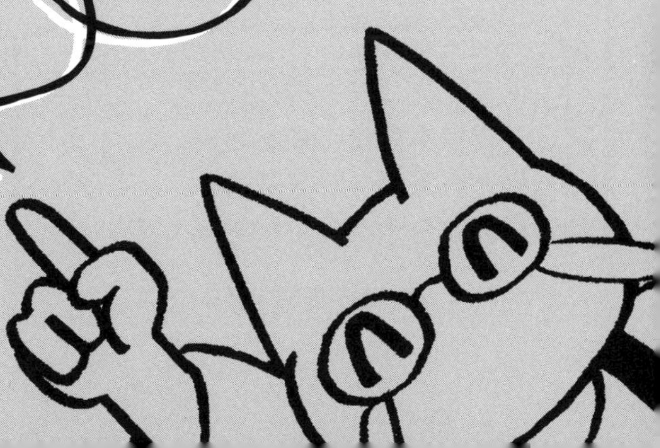

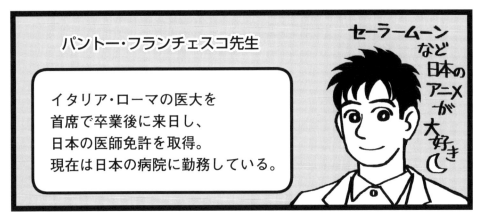

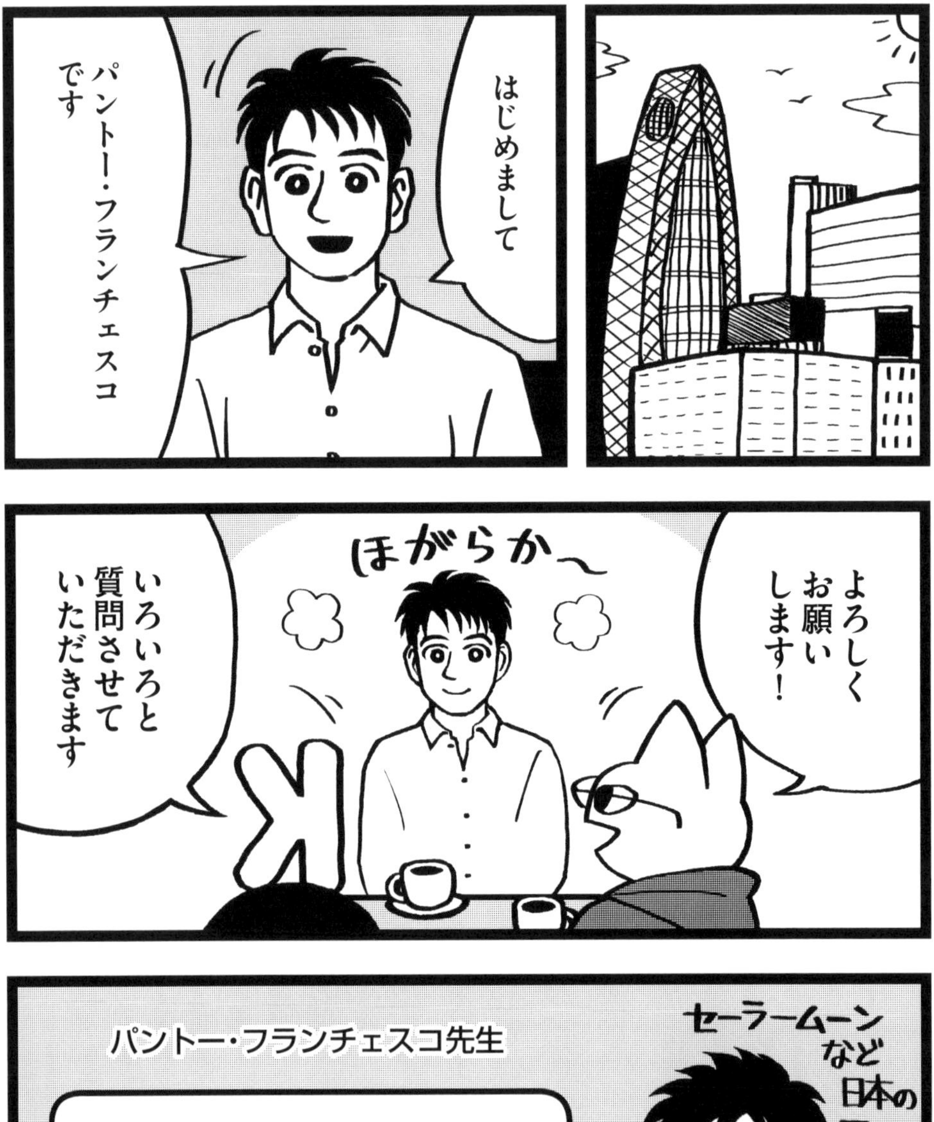
はじめまして
パントー・フランチェスコです
よろしくお願いします！
ほがらか〜
いろいろと質問させていただきます
パントー・フランチェスコ先生
セーラームーンなど日本のアニメが大好き
イタリア・ローマの医大を首席で卒業後に来日し、日本の医師免許を取得。現在は日本の病院に勤務している。

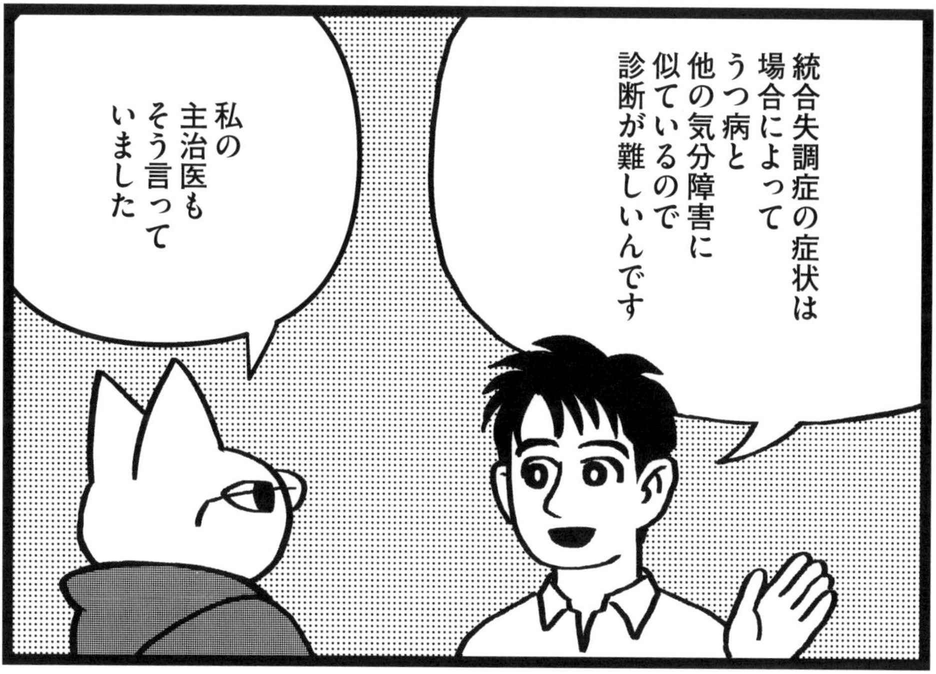
統合失調症の症状は場合によってうつ病と他の気分障害に似ているので診断が難しいんです
私の主治医もそう言っていました

うつ病と似ているようで違うところ

- 意欲の低下
- 感情が平たくなる
- 表情がなくなる
- 全ての刺激に対して無になる

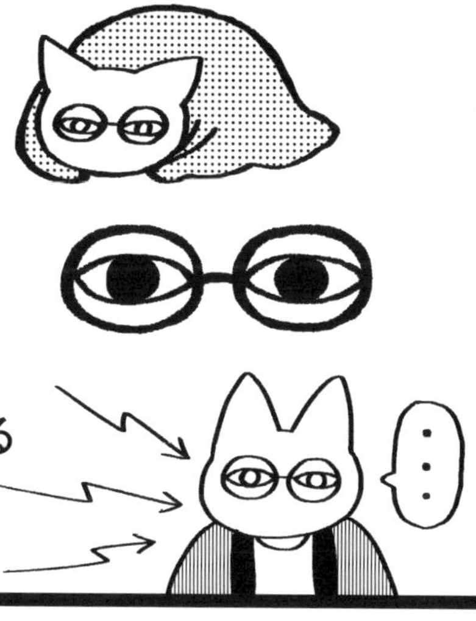
・・・

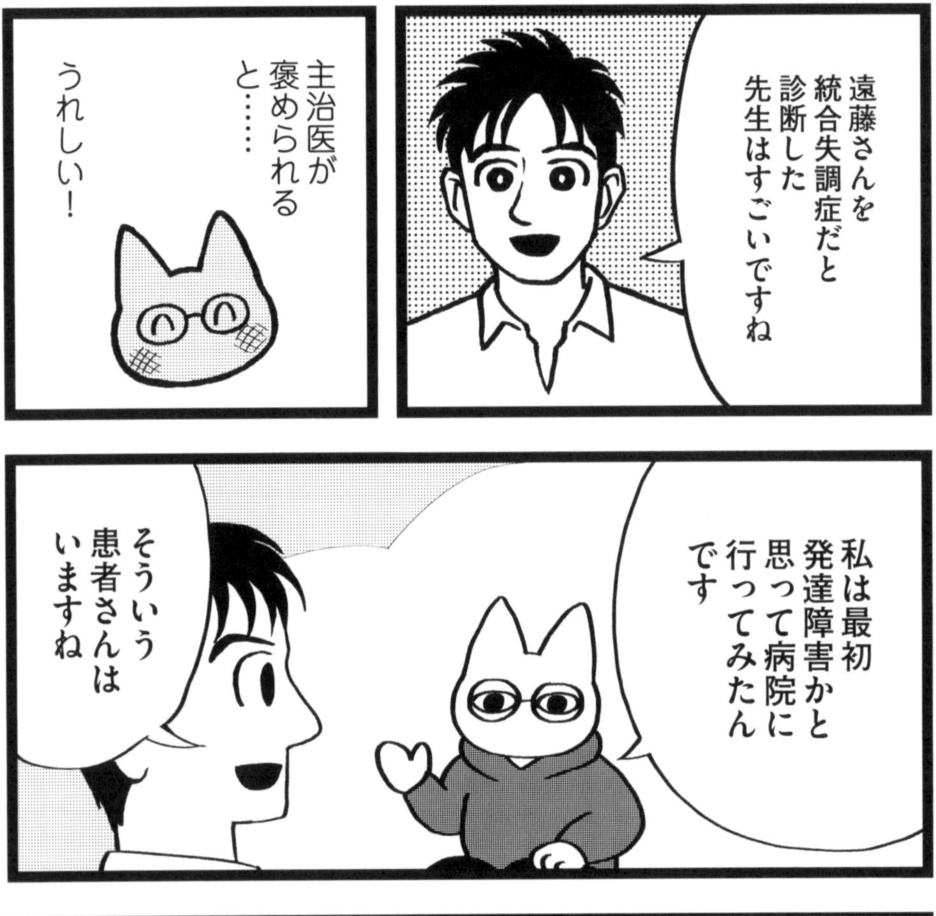
遠藤さんを統合失調症だと診断した先生はすごいですね
主治医が褒められると……
うれしい！
私は最初発達障害かと思って病院に行ってみたんです
そういう患者さんはいますね
発達障害か診てほしいと来る人は増えていますが
8割～9割ほどは病気ではないパターンが多いです

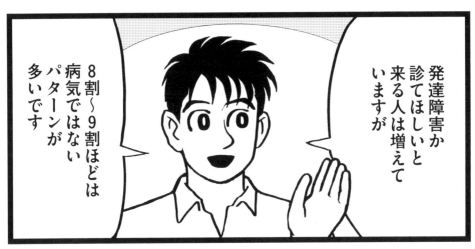

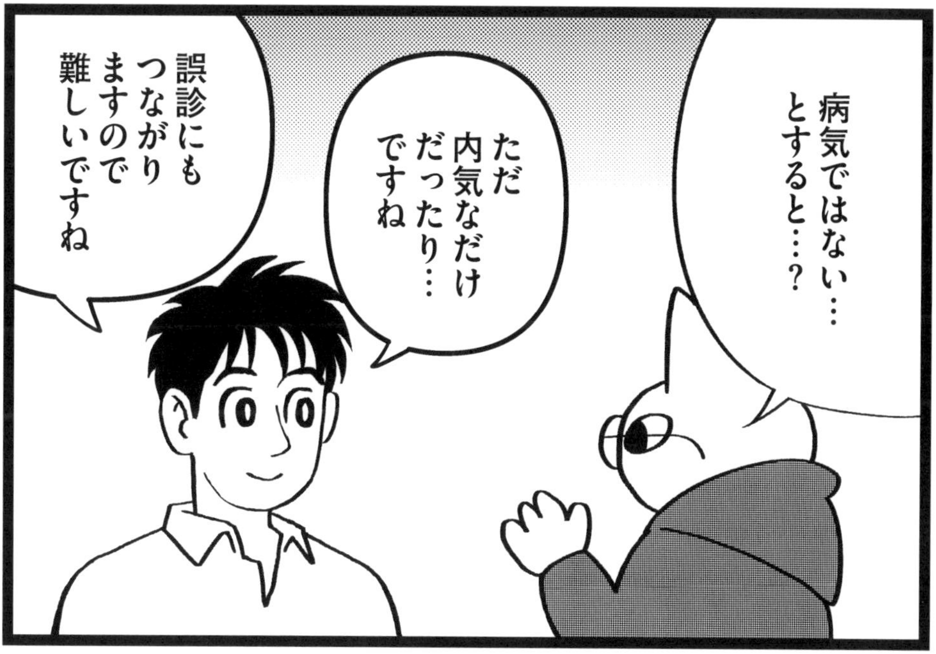
病気ではない…
とすると…?
ただ内気なだけだったり…ですね
誤診にもつながりますので難しいですね

※統合失調症の人もまれにいるそうです

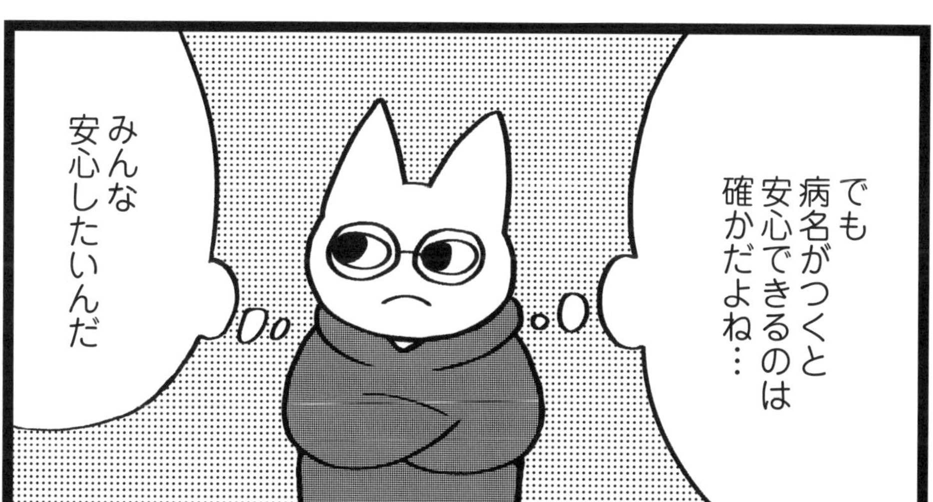
でも病名がつくと安心できるのは確かだよね…
みんな安心したいんだ

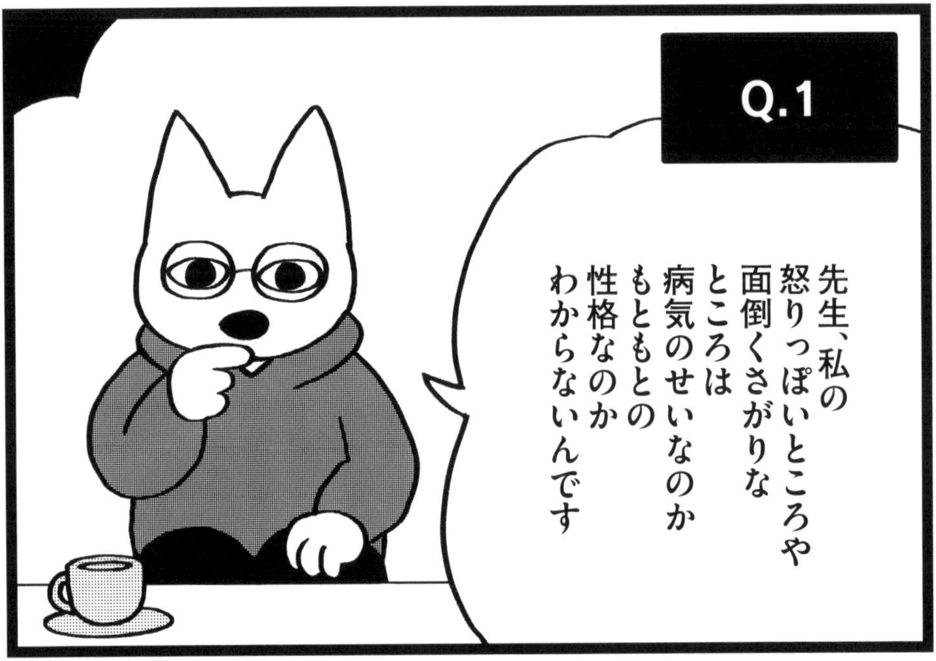
Q.1
先生、私の怒りっぽいところや面倒くさがりなところは病気のせいなのかもともとの性格なのかわからないんです

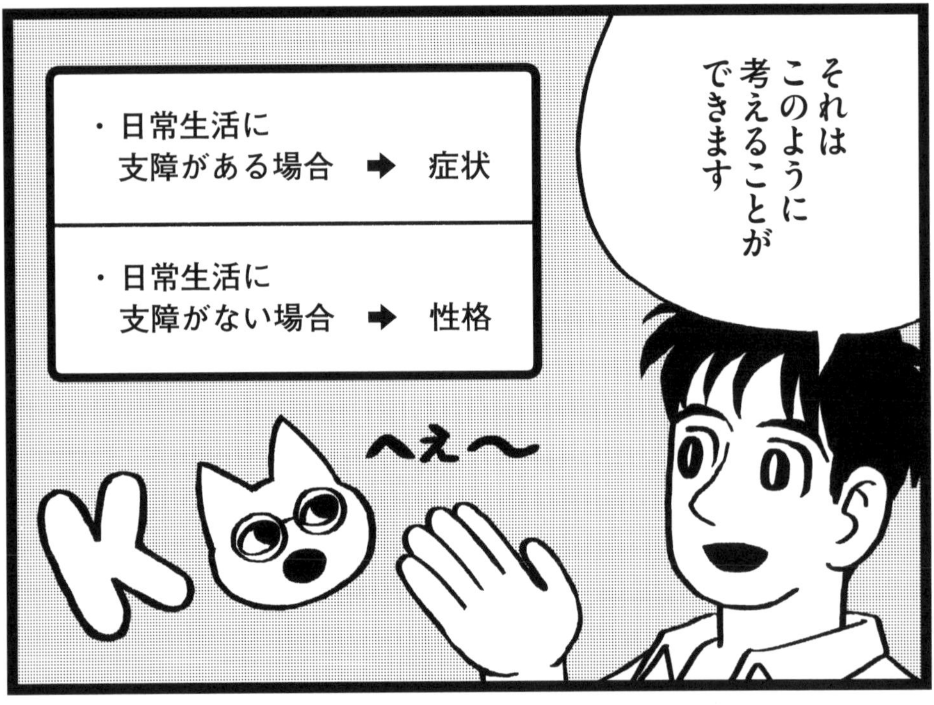
それはこのように考えることができます
・日常生活に支障がある場合 ➡ 症状
・日常生活に支障がない場合 ➡ 性格
へえ〜

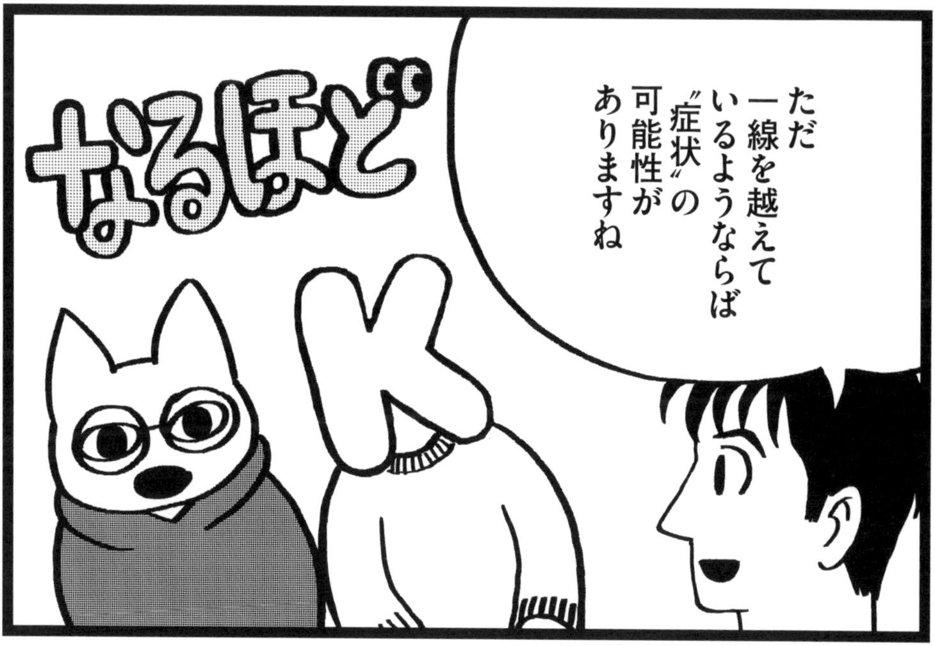
ただ一線を越えているようならば〝症状〟の可能性がありますね
なるほど

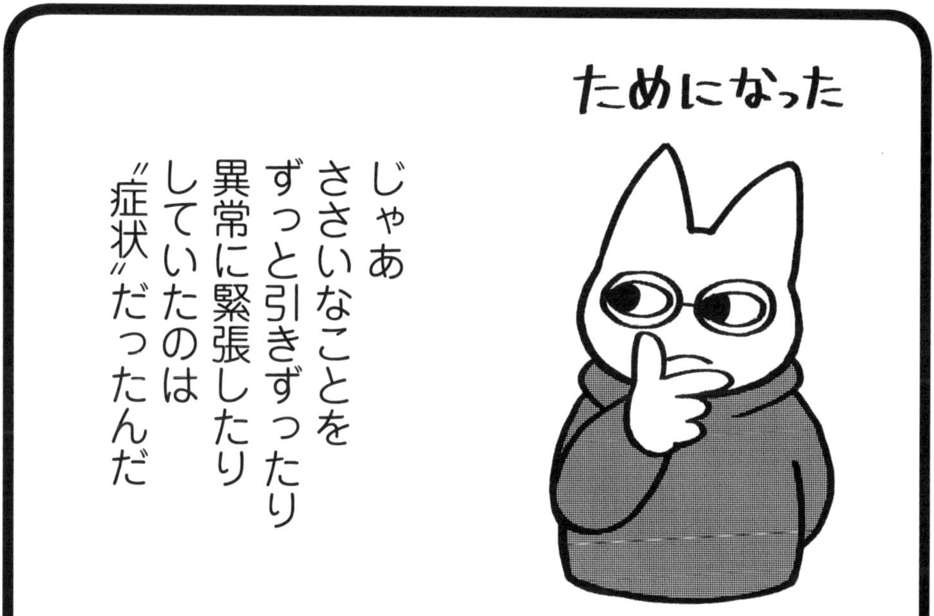
ためになった
じゃあささいなことをずっと引きずったり異常に緊張したりしていたのは〝症状〟だったんだ

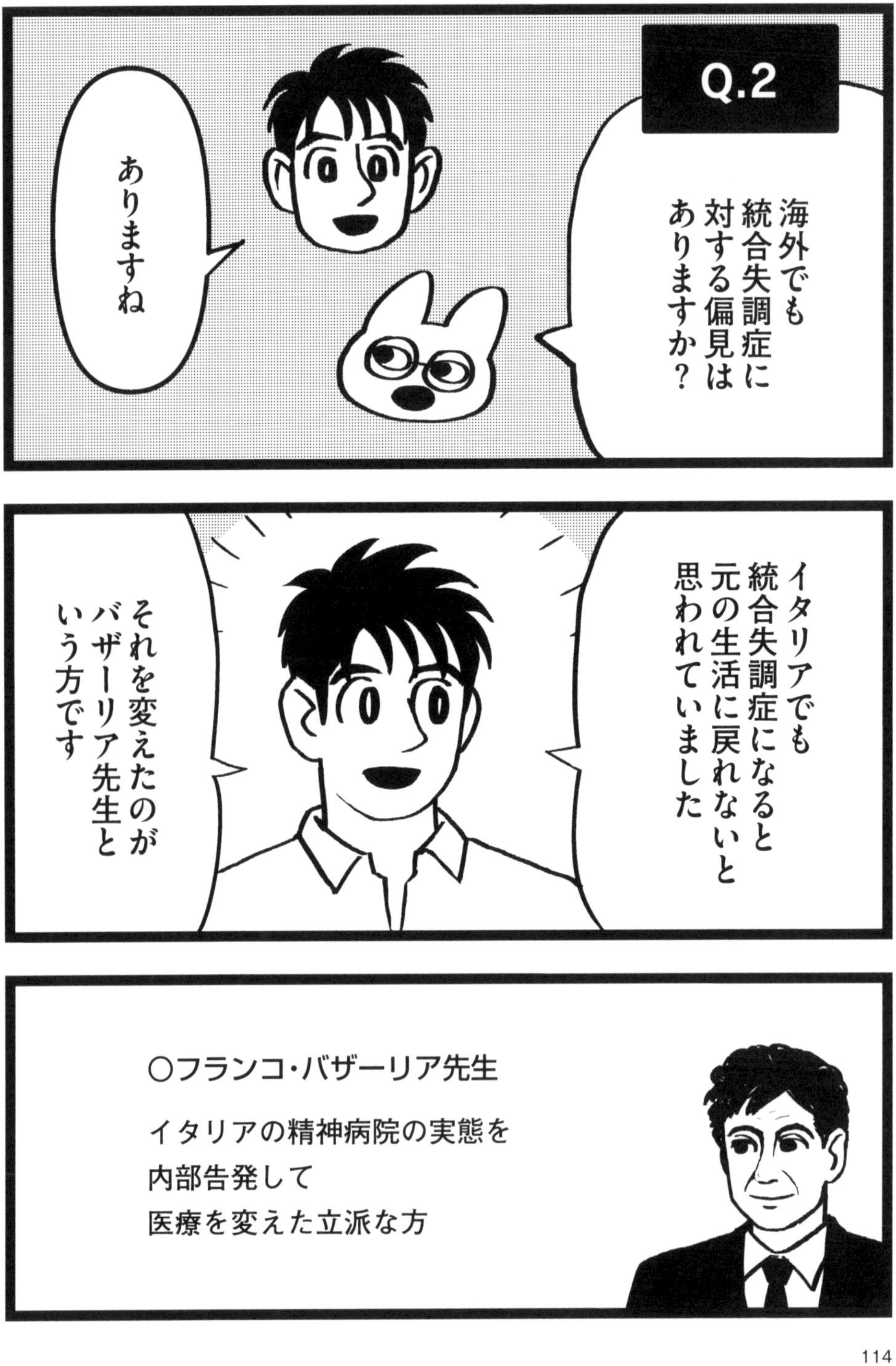
Q.2
海外でも統合失調症に対する偏見はありますか？
ありますね
イタリアでも統合失調症になると元の生活に戻れないと思われていました
それを変えたのがバザーリア先生という方です
○フランコ・バザーリア先生
イタリアの精神病院の実態を内部告発して医療を変えた立派な方

バザーリア法（イタリア・1978年）

精神科の専門病院を廃絶し
隔離や拘束のない施設を作ろうという法律
（※実際には法律ができてから20年以上経って
完全に精神科病院がなくなったそうです）

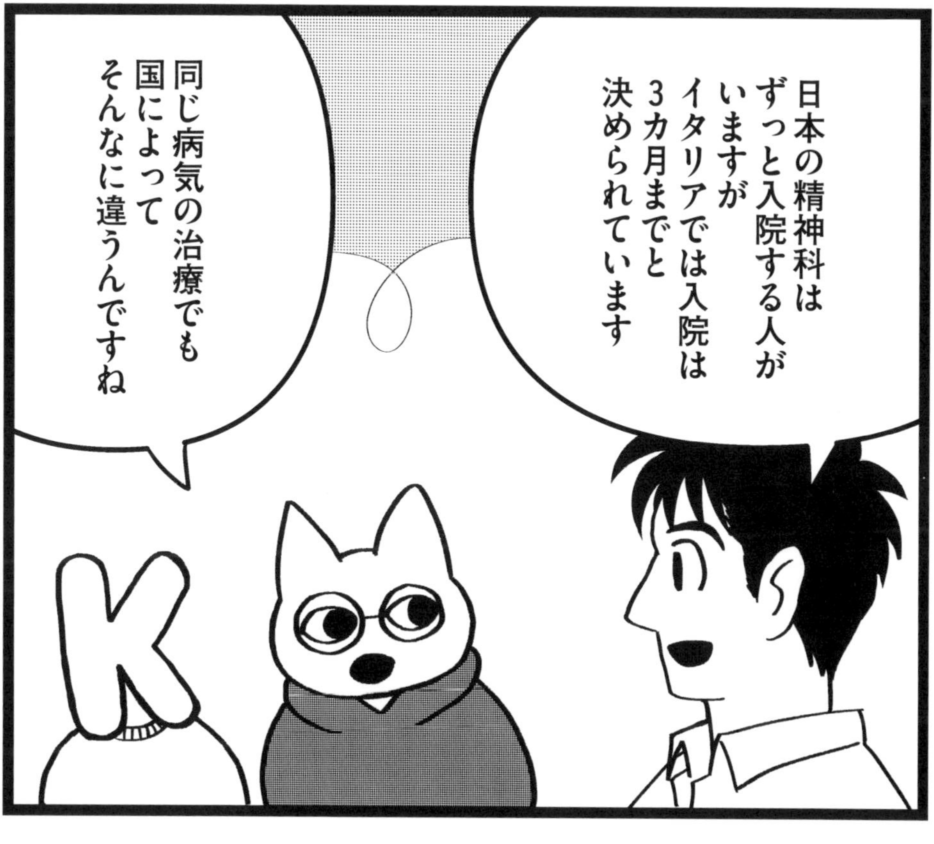
日本の精神科はずっと入院する人がいますがイタリアでは入院は3カ月までと決められています
同じ病気の治療でも国によってそんなに違うんですね

〜海外について〜

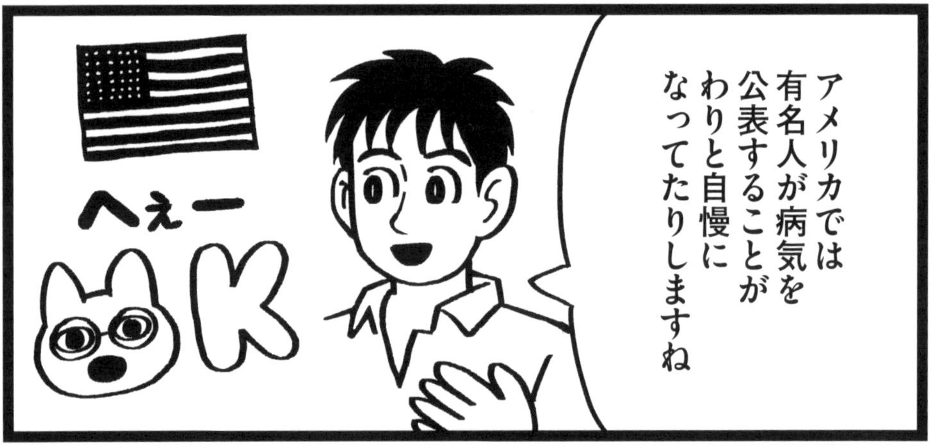
アメリカでは
有名人が病気を
公表することが
わりと自慢に
なってたりしますね
へぇー

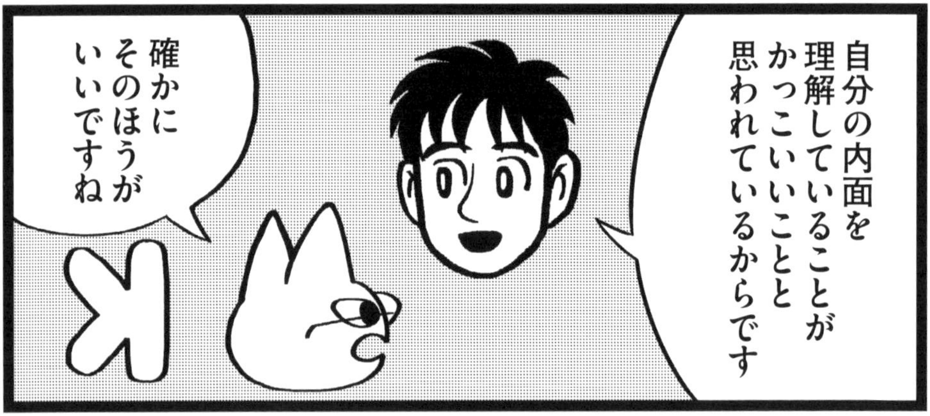
自分の内面を
理解していることが
かっこいいことと
思われているからです
確かに
そのほうが
いいですね

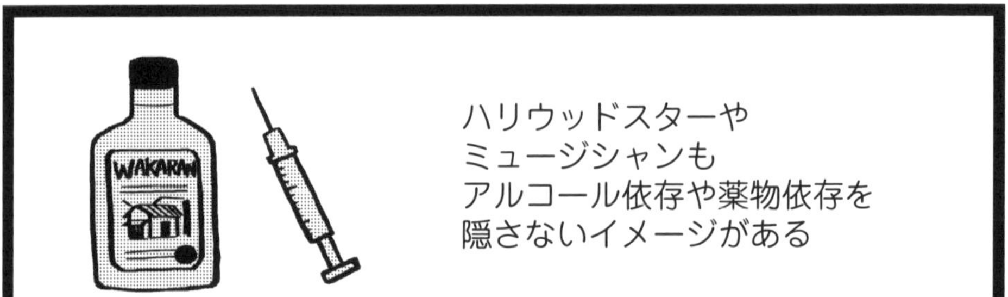
WAKARAN
ハリウッドスターや
ミュージシャンも
アルコール依存や薬物依存を
隠さないイメージがある

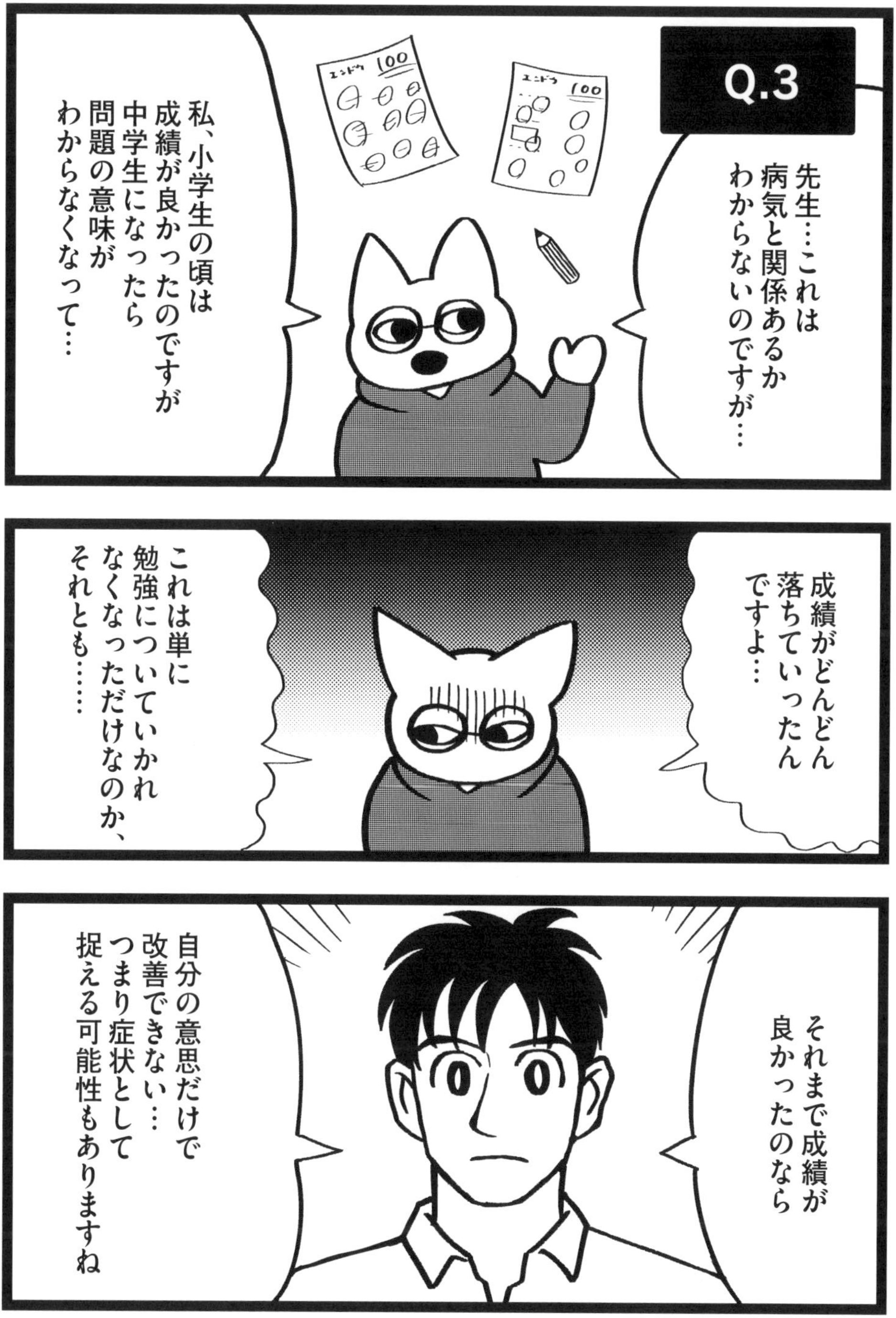
Q.3
先生…これは病気と関係あるかわからないのですが…
私、小学生の頃は成績が良かったのですが中学生になったら問題の意味がわからなくなって…
成績がどんどん落ちていったんですよ…
これは単に勉強についていかれなくなっただけなのか、それとも……
それまで成績が良かったのなら
自分の意思だけで改善できない…つまり症状として捉える可能性もありますね

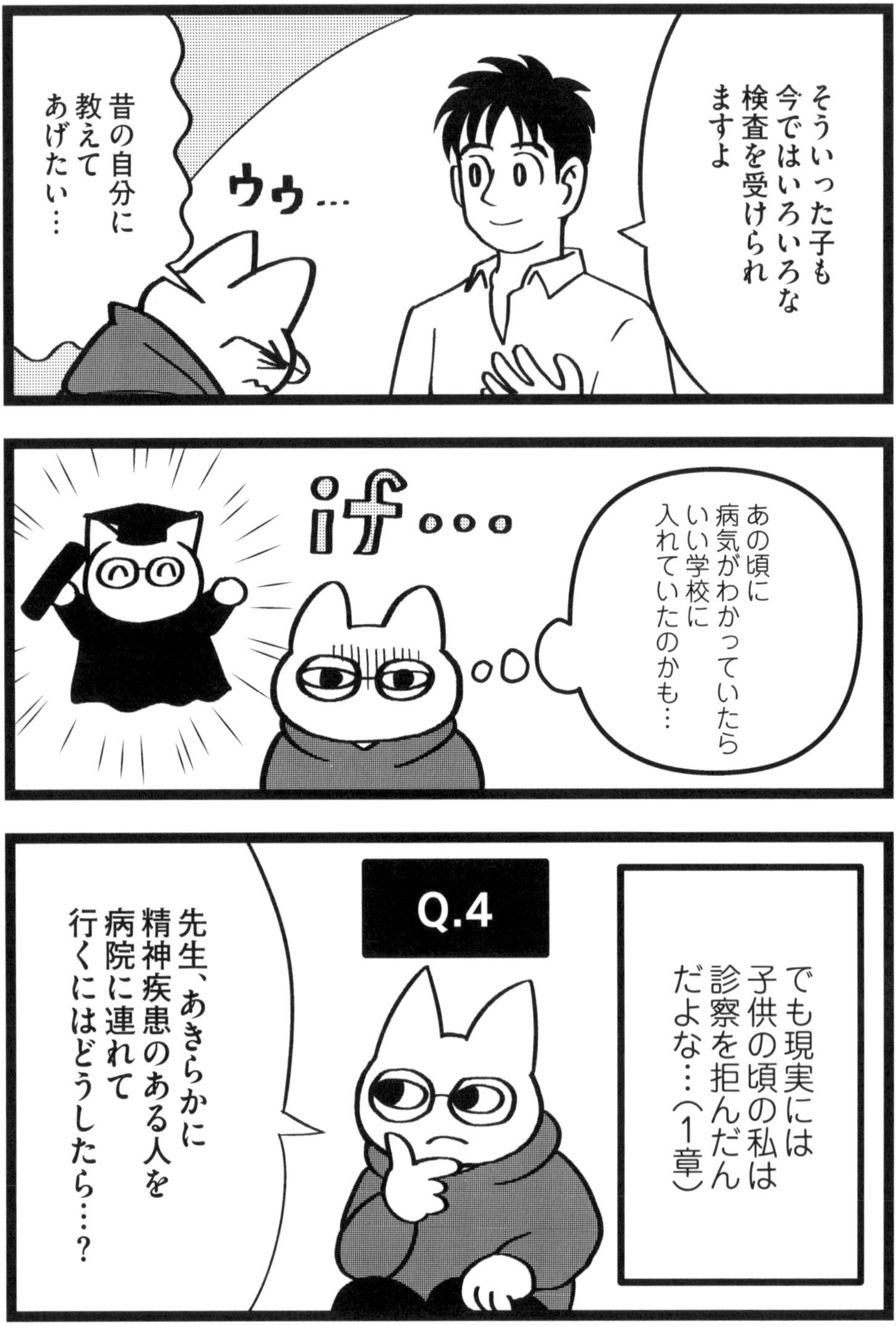
そういった子も今ではいろいろな検査を受けられますよ
ウゥ…
昔の自分に教えてあげたい…
if…
あの頃に病気がわかっていたらいい学校に入れていたのかも…
でも現実には子供の頃の私は診察を拒んだんだよな…（1章）
Q.4
先生、あきらかに精神疾患のある人を病院に連れて行くにはどうしたら…？

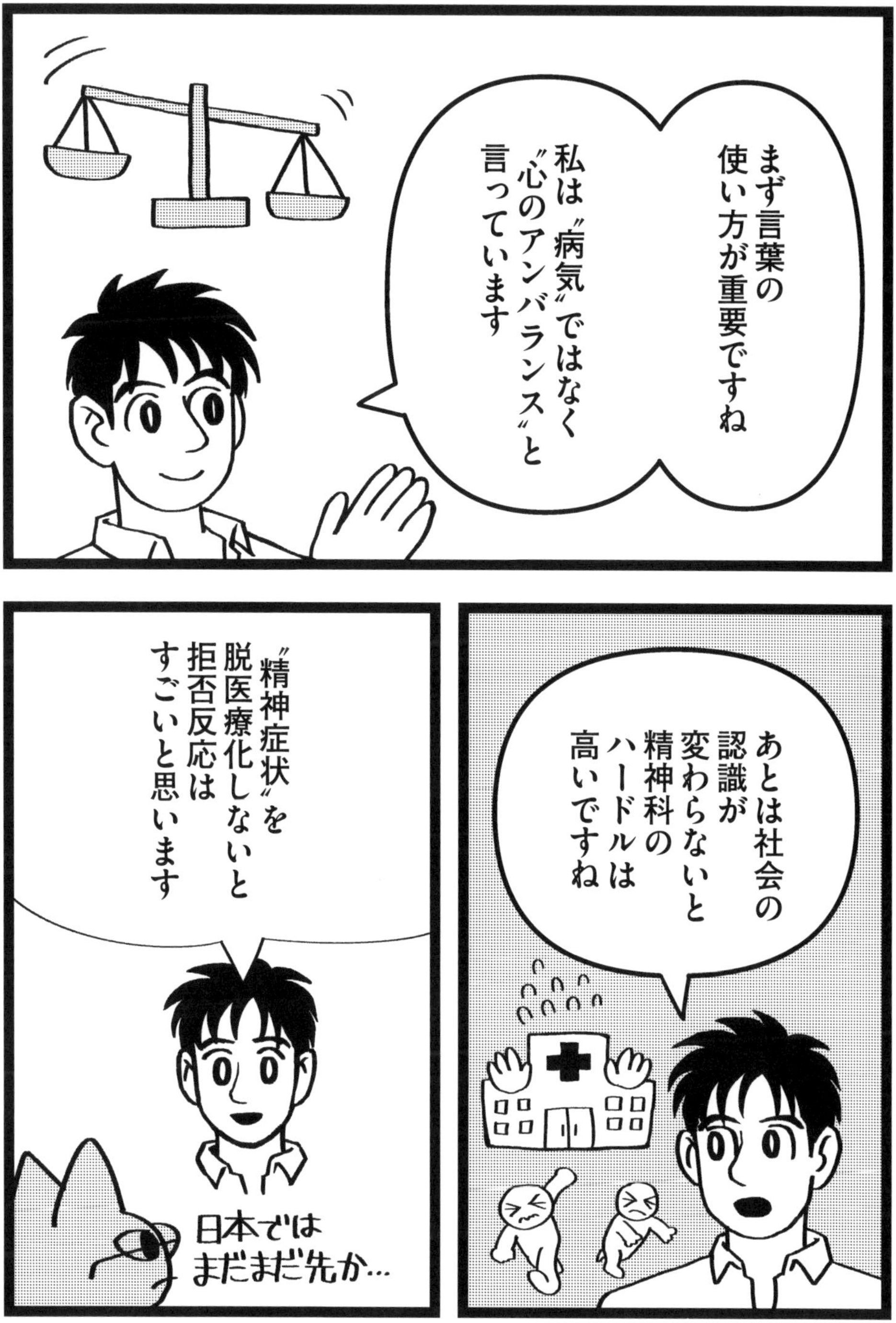
まず言葉の使い方が重要ですね
私は〝病気〟ではなく〝心のアンバランス〟と言っています
あとは社会の認識が変わらないと精神科のハードルは高いですね
〝精神症状〟を脱医療化しないと拒否反応はすごいと思います
日本ではまだまだ先か…

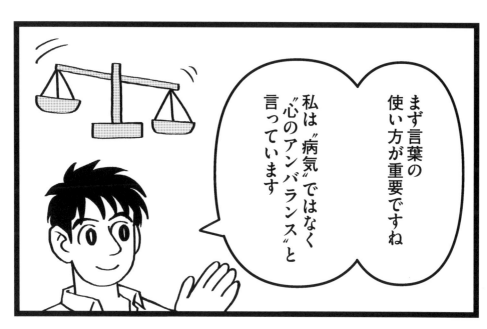

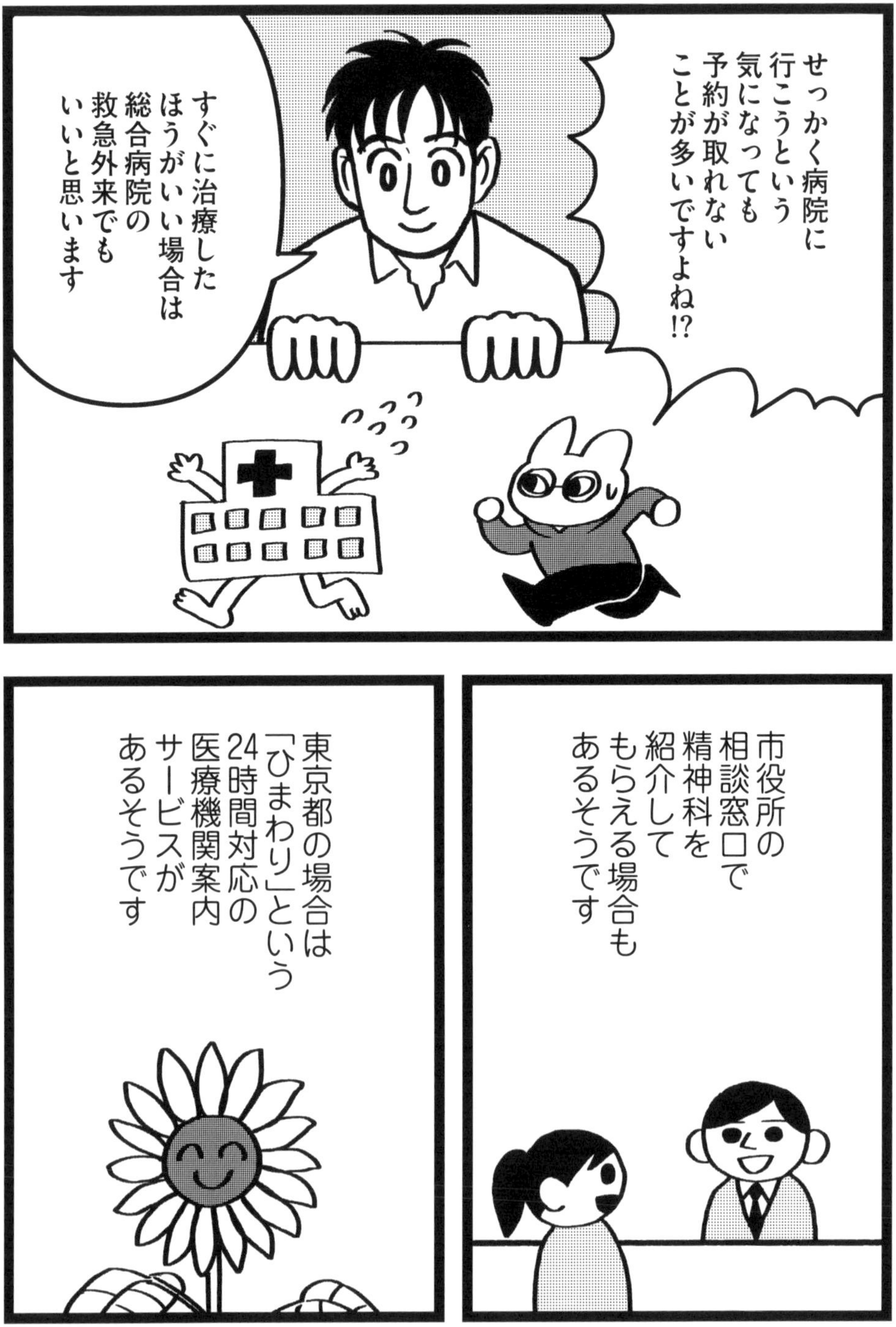
せっかく病院に
行こうという
気になっても
予約が取れない
ことが多いですよね!?
すぐに治療した
ほうがいい場合は
総合病院の
救急外来でも
いいと思います
市役所の
相談窓口で
精神科を
紹介して
もらえる場合も
あるそうです
東京都の場合は
「ひまわり」という
24時間対応の
医療機関案内
サービスが
あるそうです

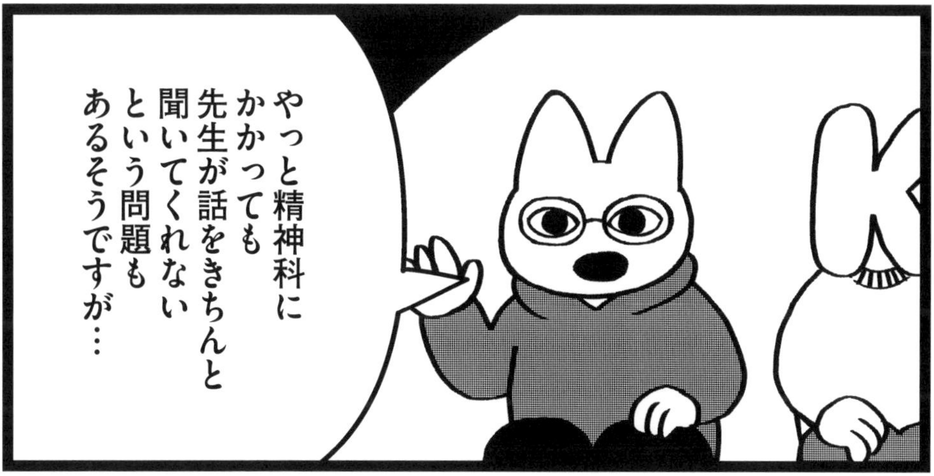
やっと精神科にかかっても先生が話をきちんと聞いてくれないという問題もあるそうですが…

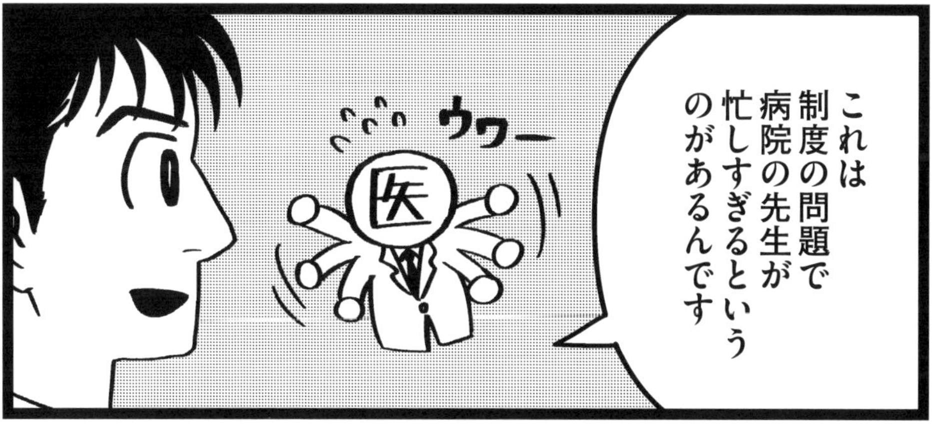
これは制度の問題で病院の先生が忙しすぎるというのがあるんです
ウワー
医

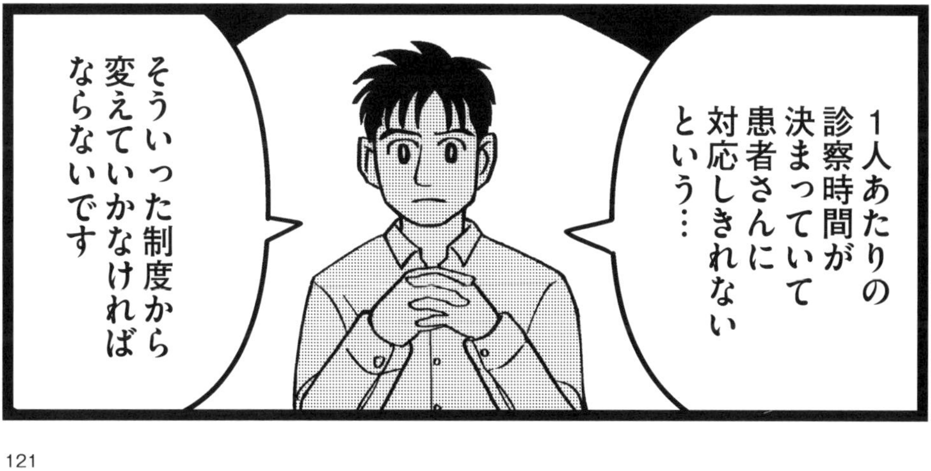
1人あたりの診察時間が決まっていて患者さんに対応しきれないという…
そういった制度から変えていかなければならないです

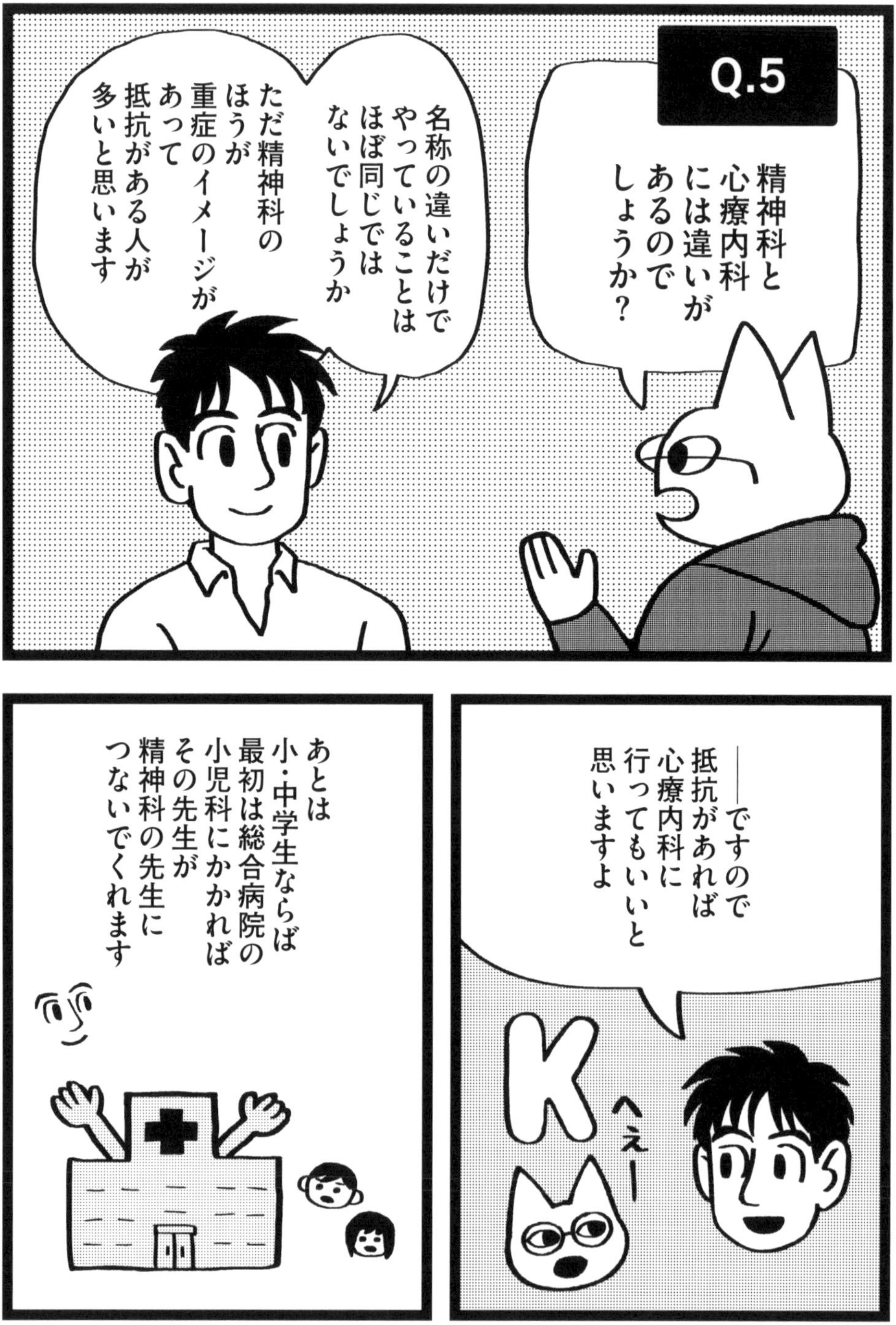
Q.5
精神科と心療内科には違いがあるのでしょうか？
名称の違いだけでやっていることはほぼ同じではないでしょうか
ただ精神科のほうが重症のイメージがあって抵抗がある人が多いと思います
――ですので抵抗があれば心療内科に行ってもいいと思いますよ
K
へえー
あとは小・中学生ならば最初は総合病院の小児科にかかればその先生が精神科の先生につないでくれます

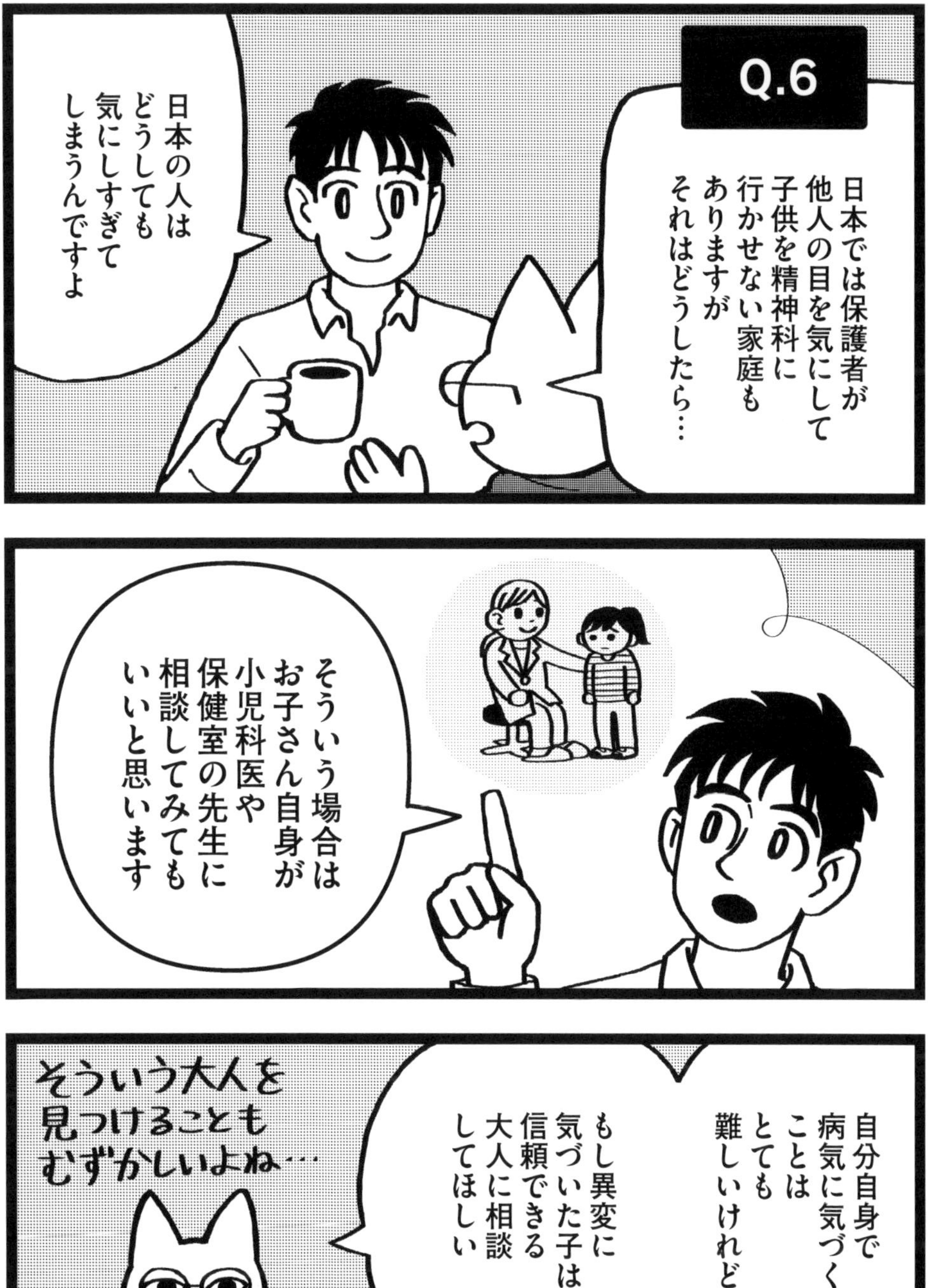
Q.6
日本では保護者が他人の目を気にして子供を精神科に行かせない家庭もありますがそれはどうしたら…
日本の人はどうしても気にしすぎてしまうんですよ
そういう場合はお子さん自身が小児科医や保健室の先生に相談してみてもいいと思います
自分自身で病気に気づくことはとても難しいけれど
もし異変に気づいた子は信頼できる大人に相談してほしい
そういう大人を見つけることもむずかしいよね…

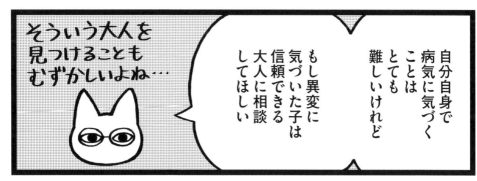

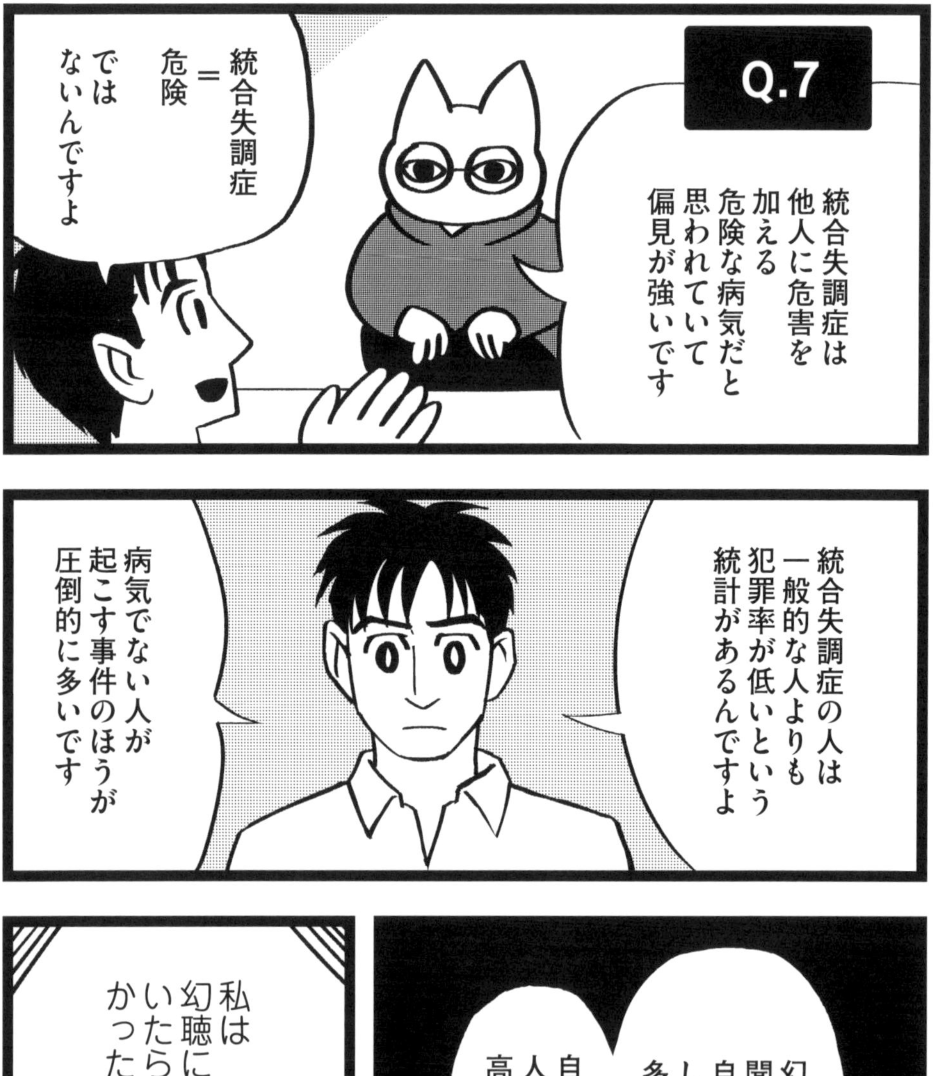
Q.7
統合失調症は他人に危害を加える危険な病気だと思われていて偏見が強いです
統合失調症＝危険ではないんですよ
統合失調症の人は一般的な人よりも犯罪率が低いという統計があるんですよ
病気でない人が起こす事件のほうが圧倒的に多いです
幻聴で悪口が聞こえてきて自分を傷つけてしまうことは多く…
自殺してしまう人の割合が高いです…
私は幻聴にはいたらなかったな…
想像できないつらさ…

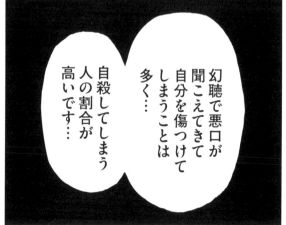

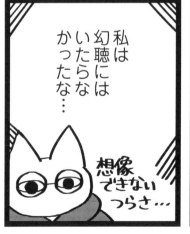

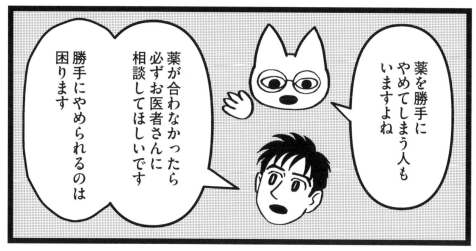

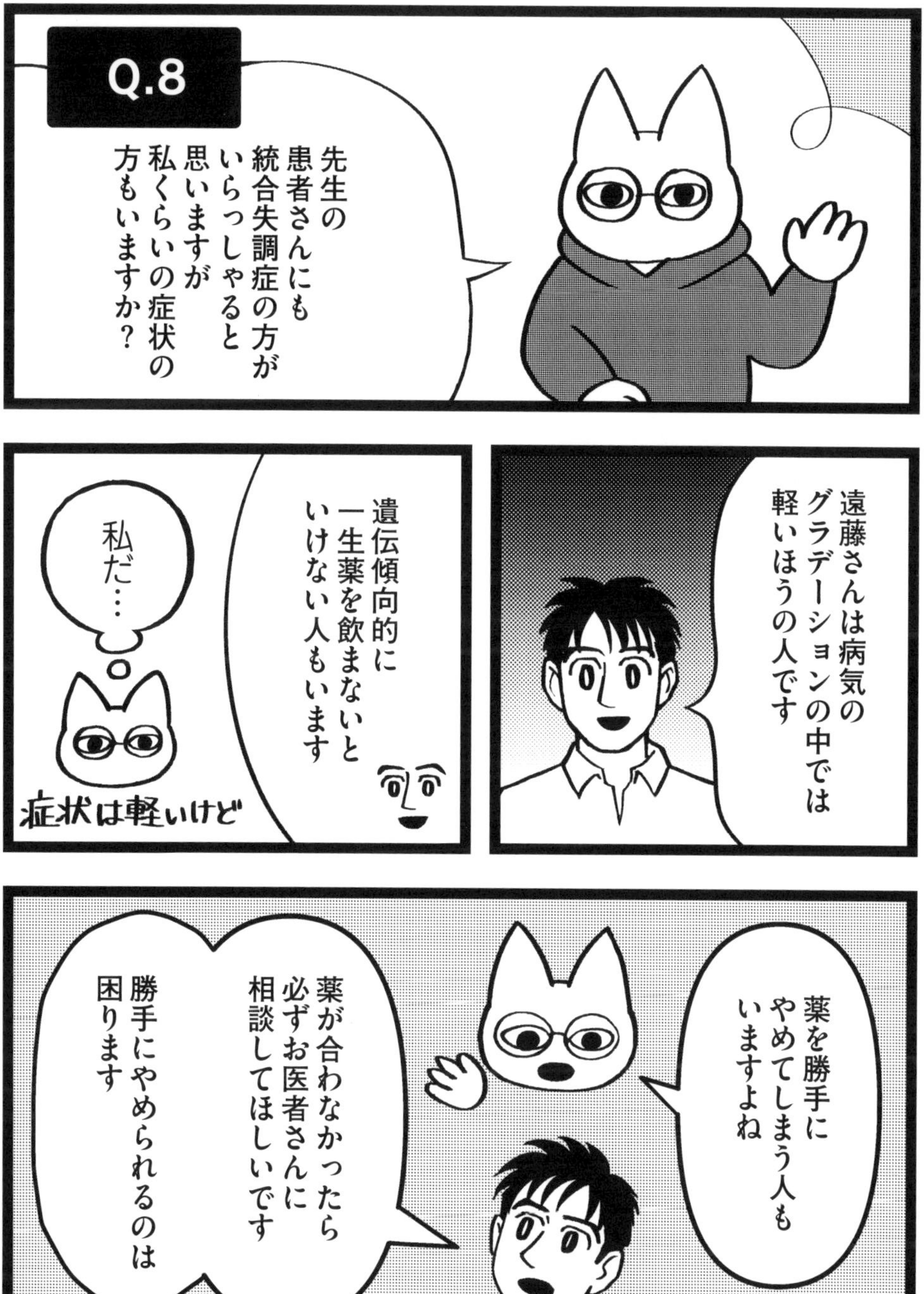
Q.8
先生の患者さんにも統合失調症の方がいらっしゃると思いますが私くらいの症状の方もいますか？
遠藤さんは病気のグラデーションの中では軽いほうの人です
遺伝傾向的に一生薬を飲まないといけない人もいます
私だ…
症状は軽いけど
薬を勝手にやめてしまう人もいますよね
薬が合わなかったら必ずお医者さんに相談してほしいです
勝手にやめられるのは困ります

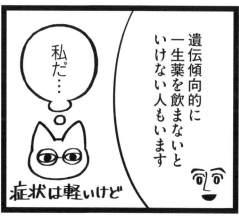

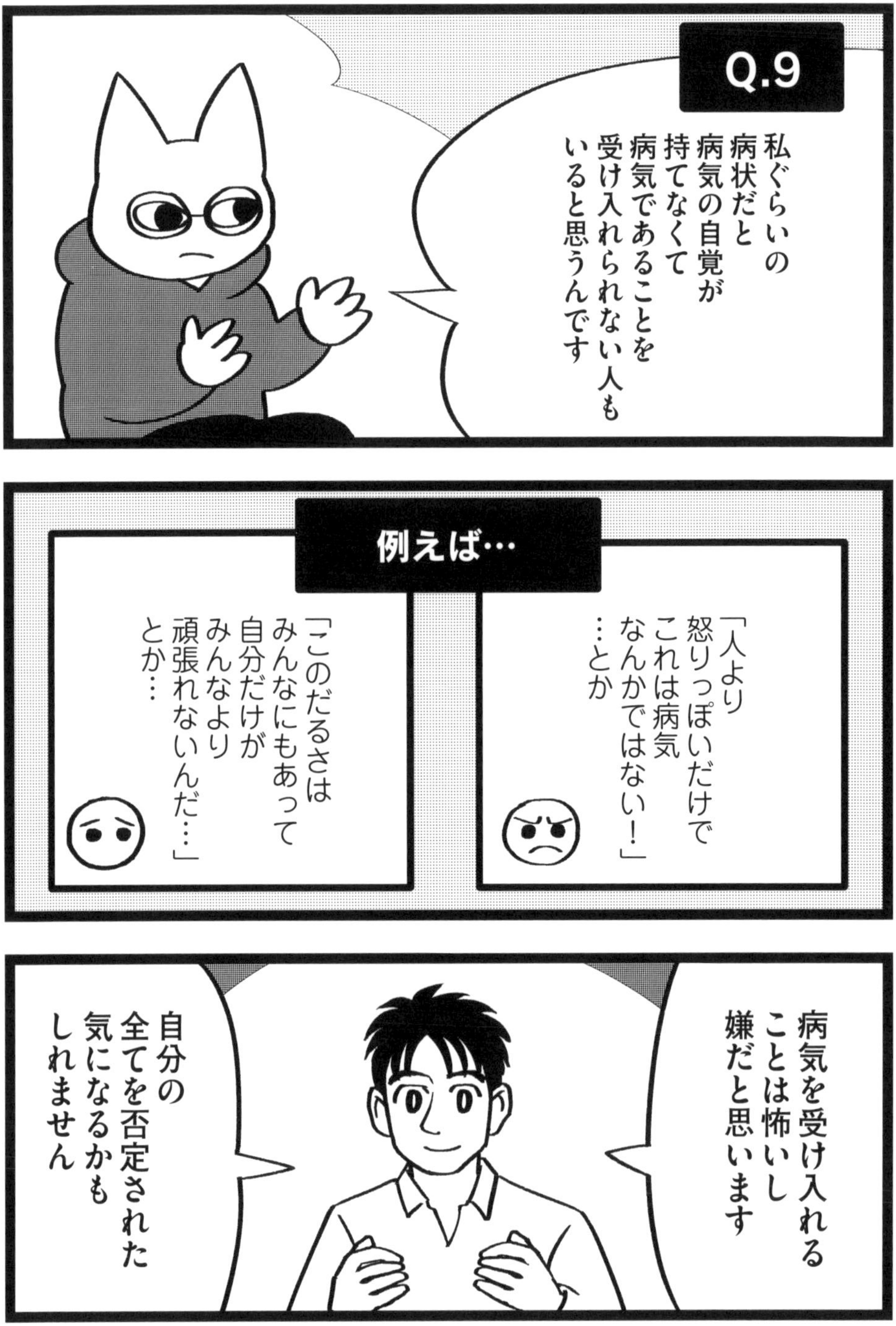
Q.9
私ぐらいの病状だと病気の自覚が持てなくて病気であることを受け入れられない人もいると思うんです
例えば…
「人より怒りっぽいだけでこれは病気なんかではない!」…とか
「このだるさはみんなにもあって自分だけがみんなより頑張れないんだ…」とか…
病気を受け入れることは怖いし嫌だと思います
自分の全てを否定された気になるかもしれません

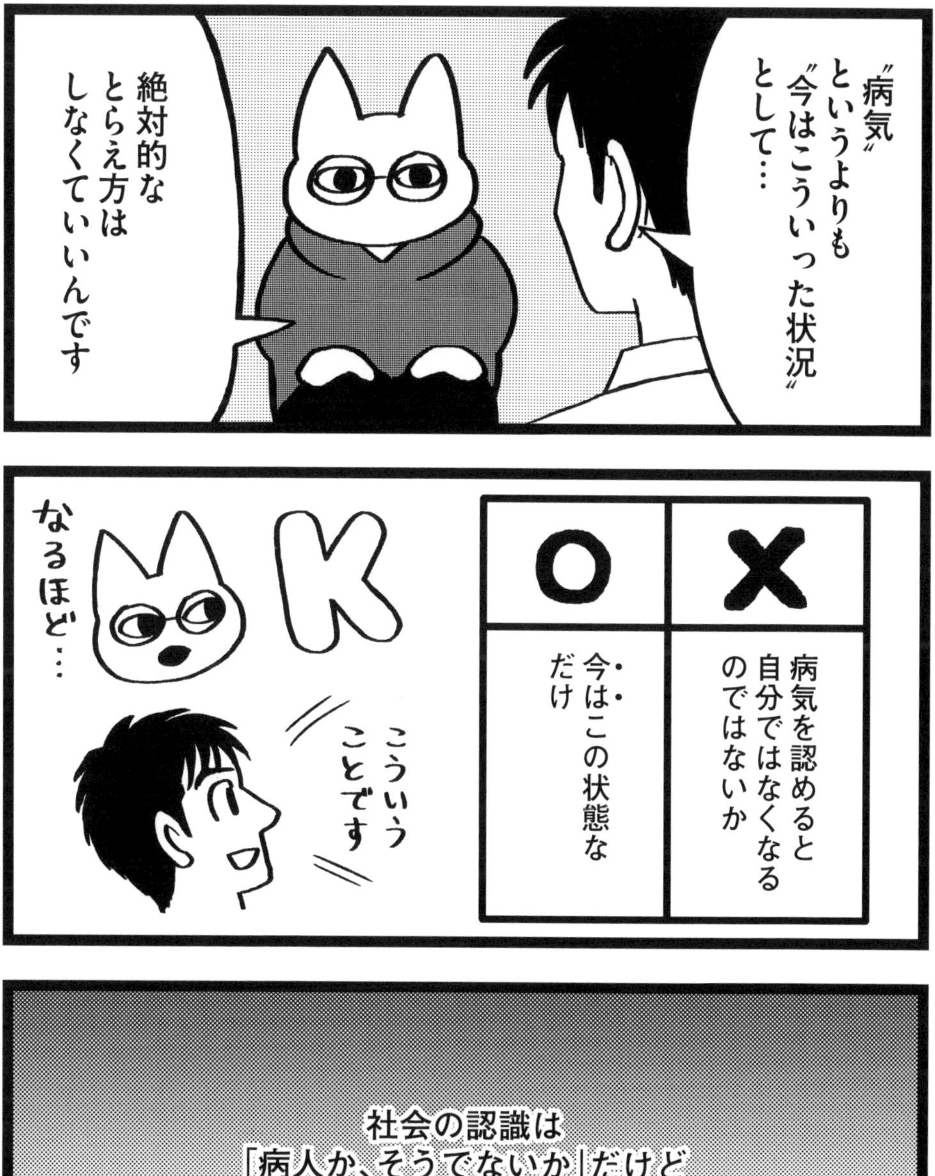
〝病気〟というよりも〝今はこういった状況〟として…
絶対的なとらえ方はしなくていいんです
○
×
病気を認めると自分ではなくなるのではないか
今はこの状態なだけ
こういうことです
K
なるほど…
社会の認識は
「病人か、そうでないか」だけど
０か１００かではなく実際は
グラデーションになっている！

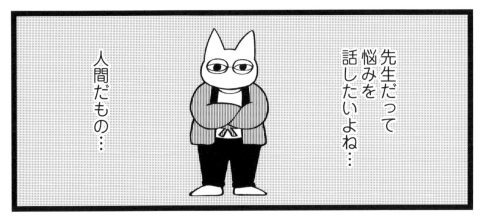

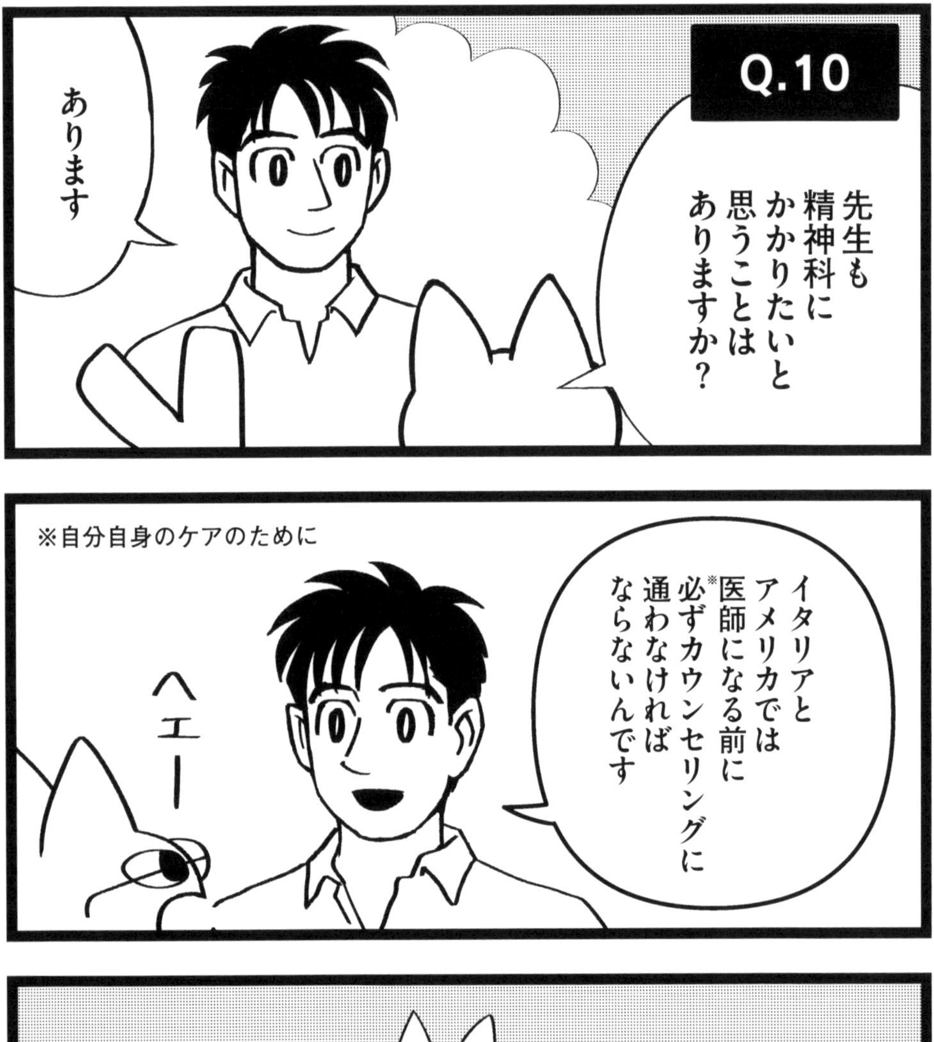
Q.10
先生も精神科にかかりたいと思うことはありますか？
あります
イタリアとアメリカでは医師になる前に※必ずカウンセリングに通わなければならないんです
ヘエー
※自分自身のケアのために
先生だって悩みを話したいよね…
人間だもの…

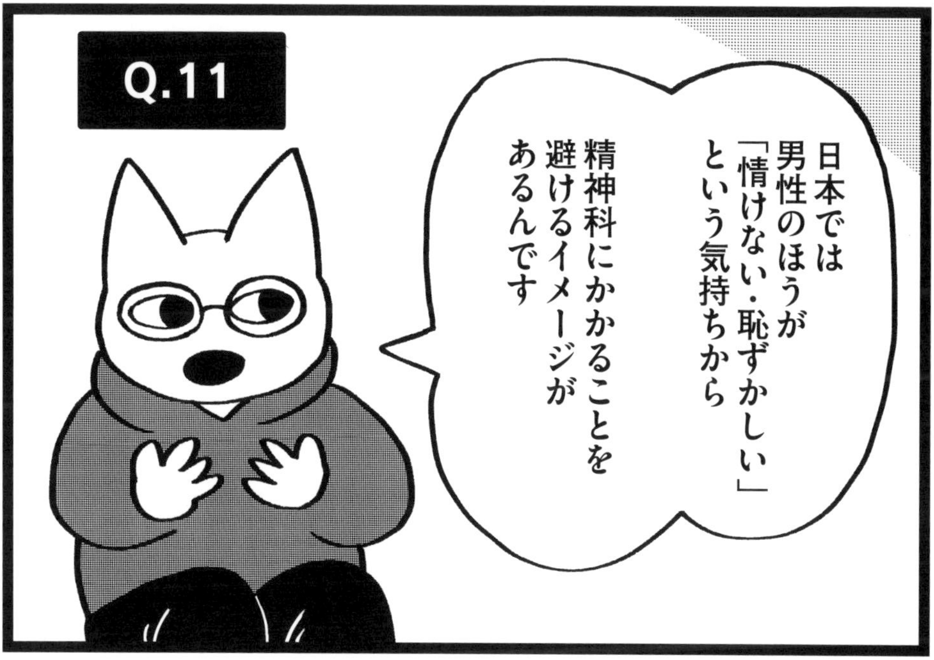
Q.11
日本では男性のほうが「情けない・恥ずかしい」という気持ちから精神科にかかることを避けるイメージがあるんです

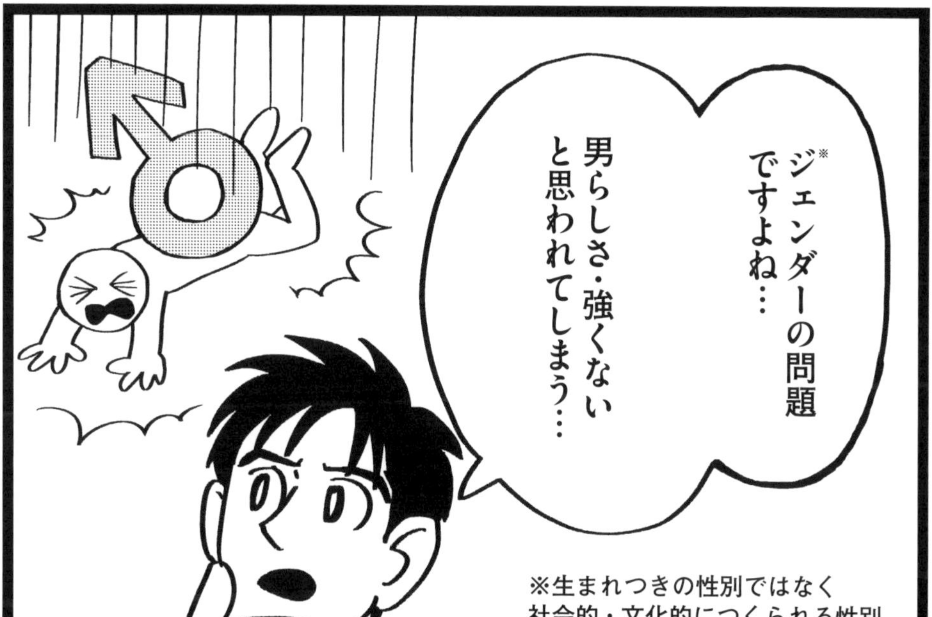
※ジェンダーの問題ですよね…
男らしさ・強くないと思われてしまう…
※生まれつきの性別ではなく社会的・文化的につくられる性別、決めつけ

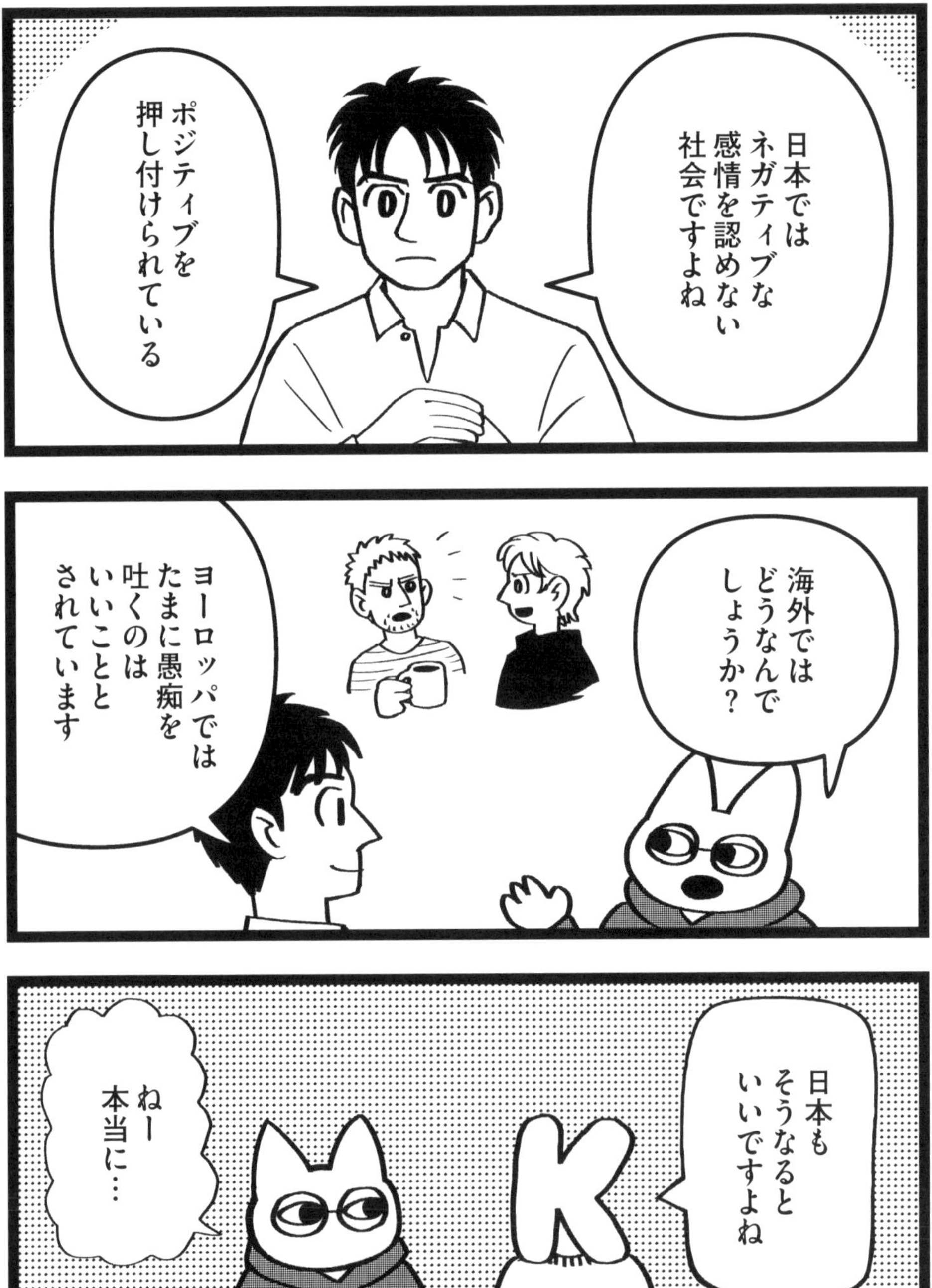
日本では
ネガティブな
感情を認めない
社会ですよね
ポジティブを
押し付けられている
海外では
どうなんで
しょうか？
ヨーロッパでは
たまに愚痴を
吐くのは
いいことと
されています
日本も
そうなると
いいですよね
ねー
本当に…

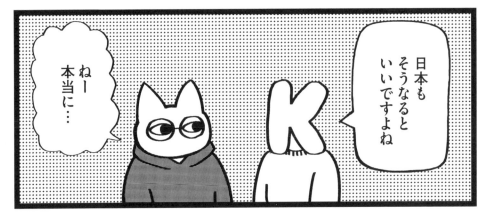

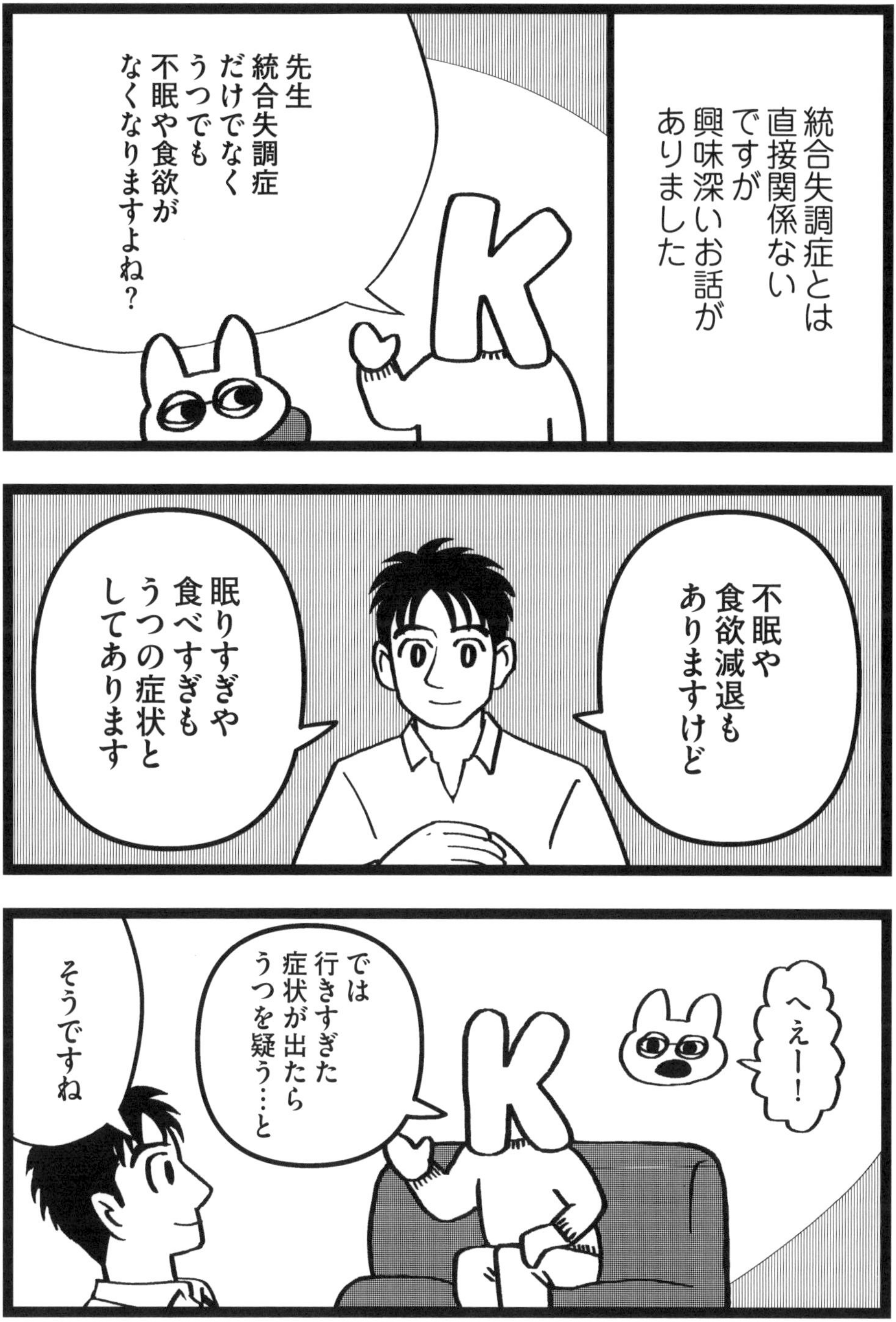

統合失調症とは直接関係ないですが興味深いお話がありました
先生 統合失調症だけでなくうつでも不眠や食欲がなくなりますよね？
不眠や食欲減退もありますけど
眠りすぎや食べすぎもうつの症状としてあります
へぇー！
では行きすぎた症状が出たらうつを疑う…と
そうですね

ちなみに
うつと診断された場合
会社にそれを
伝えるのがつらければ
別の病名を
診断書に書いて
もらえるそうです

※担当の先生に
相談してみてください

メンタルの病気に
オープンな国なら
ともかく
日本だと仕事に
不利だもんね…

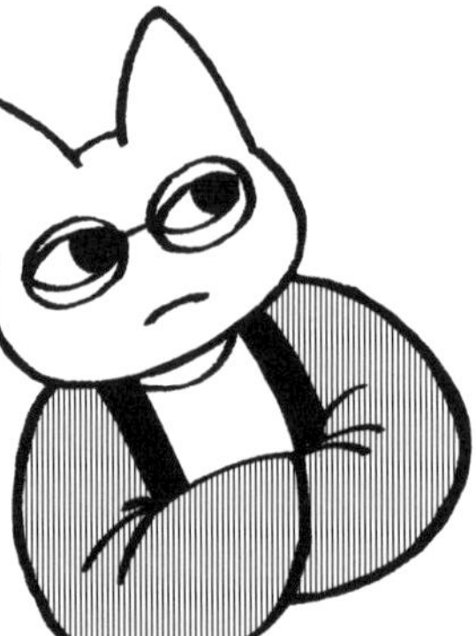

前の章にも
書いたけど

そして……

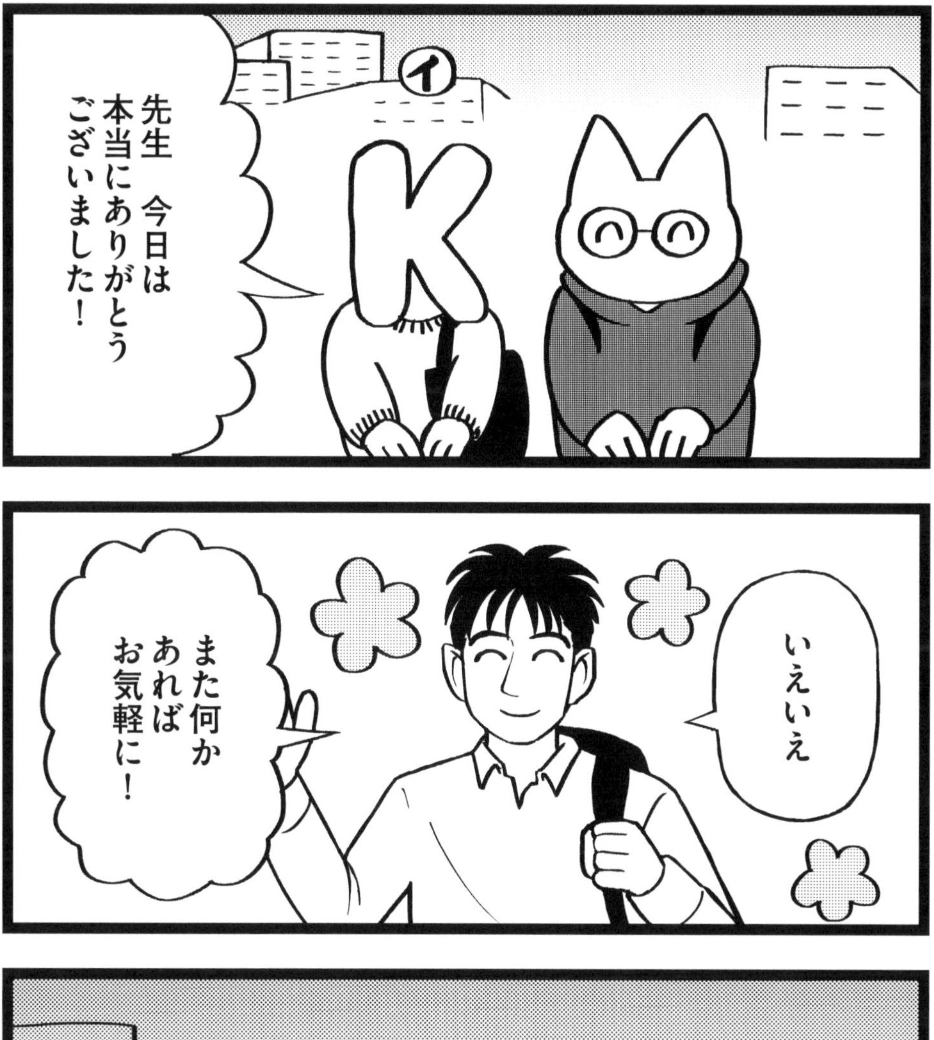
先生　今日は本当にありがとうございました！
いえいえ
また何かあればお気軽に！
第4章・完

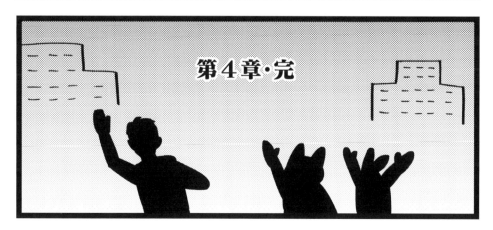

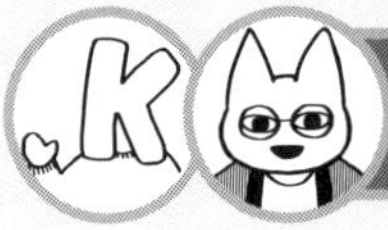

教えて！パントー先生 Q&A④

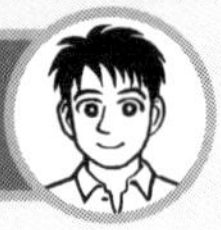

Q1 対談の中で先生がおっしゃっていた気分障害について詳しく教えてください。

A 精神障害のうち、気分障害は大きなカテゴリーです。長期間に渡り、悲しみでふさぎ込むうつ状態、喜びで過度に気持ちが高揚する躁病、またはその両方を示す感情的な障害の双極性障害があります。また例えば、気分変調症、ディスチミアは、うつ病ほど重度ではありませんが、一日を通して気分がすっきりしない状態が２年以上、慢性的に続く状態です。

Q2 いい病院の探し方、いい先生の見分け方はありますか？

A 一言で言うのは難しいですが、一番大切なのは、主治医は患者の訴えに応じることですね。

患者さんが悩んでいると言ったら、一定のデフォルトの反応ではなく、本当に個人を見極めた上で反応することが大事なのではないかと思います。

例えば遠藤さんの主治医は気分障害、発達障害の可能性があったとしても、遠藤さんのシチュエーションこそを診ています。

正しい判断だと思いますし良い先生に出会っていると思います。

またコミュニケーションですね。必ずしも「長い時間話を聞いてくれる」＝いい先生と言えないですね。なぜかというと、医療機関のルール、制度、患者の数によって、話をじっくり聞きたいと思ってもできないケースが少なくありません、少なくとも日本の場合。

だけど、患者さんにとって「あの先生はキャッチボールしてくれる」という感覚が大事だと思います。

「大変ですね」と共感を示すだけではなく、質問に応じて、恐れずに、自分の意見を気軽に話してくれる精神科医が良いのではないか（少なくとも僕の理想の精神科医はこうかもしれないですね）と思います。

Q3

統合失調症の症状について書かれた本の中に〝金遣いが荒い人もいる〟と、あったのですが実際にそういう症状もあるのでしょうか？（私も金遣いが荒いので気になります）

A　なるほど気になりますね、笑。ひと言いうならば、お金の使い方が荒いだけで統合失調症にはなりません。

しかしどちらかというと2章で話した総合失調症における行動障害の一つにはなり得ます。現実とのつながりが乏しくなり、実際持っているお金以上、お金持ちであると確信を持って、いっぱい使ったりとか…、その場合は妄想ですね。ですが、統合失調症の場合は必ず他の症状もありますので、それだけではないのでご安心ください。

また面白いのは躁病の症状の一つに浪費があります。躁病の場合は（例えば双極性障害）、自分に対する自信が昂る、また高揚感などが高まり、ネガティブなこと（借金など）を逆に考えられない。そのため双極性障害における躁病の場合は確かにお金の使い方が荒い人が多いですね。

Q4

SNSなどで、他人を傷つけるために病名を使って（決めつけて）攻撃している人を見かけるのですが、他人にそういう事をしてしまうのも何らかの症状なのでしょうか？

A　そうですね、症状の可能性もありますね。例えば衝動性の強い人、あるいはいわゆる易怒性（怒りっぽいこと）、易刺激性（些細なことで不機嫌になること）に伴う病気。また人格障害、アルコールの過剰摂取などの可能性はあります。だけど、多くの場合、僕は「時代病」と名乗っていますね。ＳＮＳだからこそ、己の行動は帰結に伴わない、つまり責任を問われると思っていないことが多いですね。そのために一般社会を前にして抑圧する怒りを発揮することが多いです。で、その怒りはどこから来ているのか、といえば、僕から見ると己に対しての失望だと思います。己の人生に対して満足していない、プラス、その状態を変える能力は実は己の中に存在することを知らない人たちこそ、募った怒りを自己実現の原動力ではなく、他人を貶めることに使いますね。自己認識を高めれば解決できるのではないかと思いますが、言葉では簡単ですね。（笑）

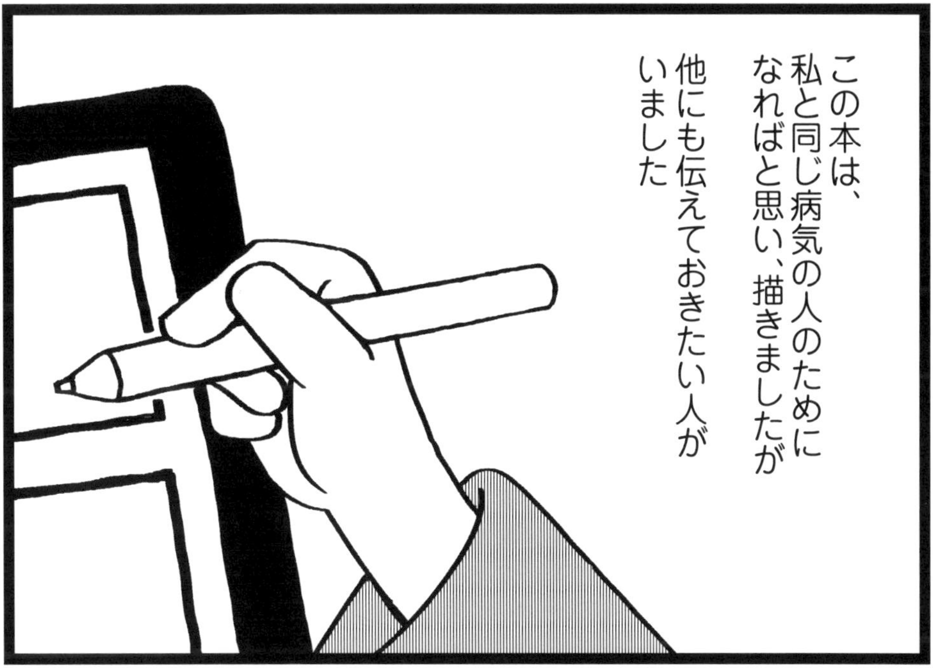
この本は、
私と同じ病気の人のために
なればと思い、描きましたが
他にも伝えておきたい人が
いました

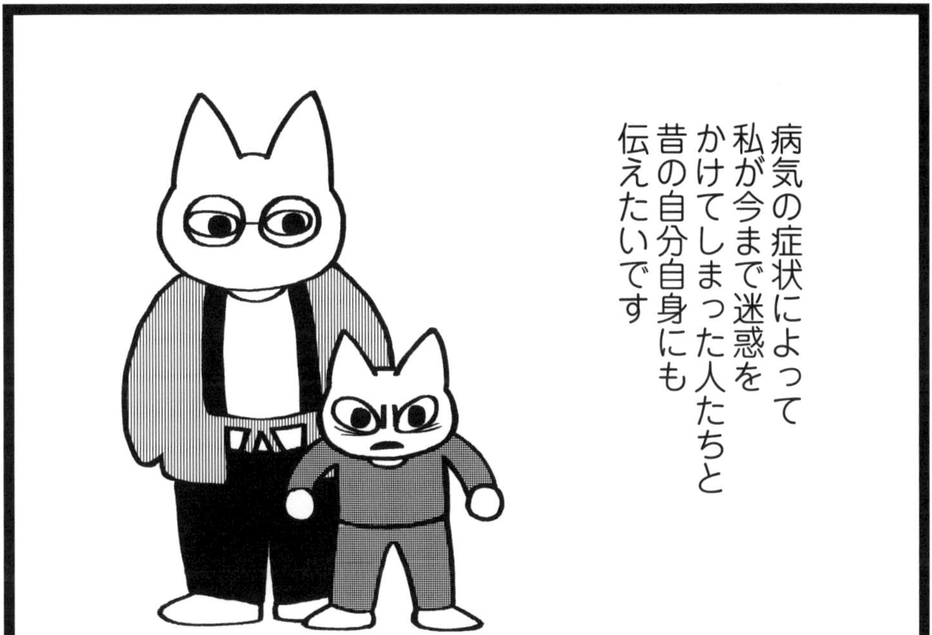
病気の症状によって
私が今まで迷惑を
かけてしまった人たちと
昔の自分自身にも
伝えたいです

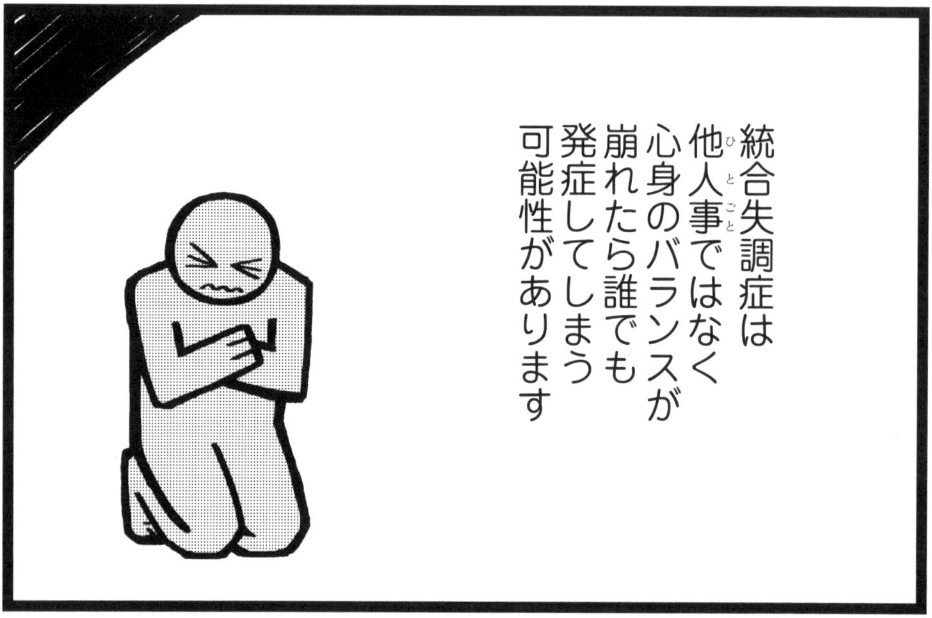
統合失調症は
他人事《ひとごと》ではなく
心身のバランスが
崩れたら誰でも
発症してしまう
可能性があります

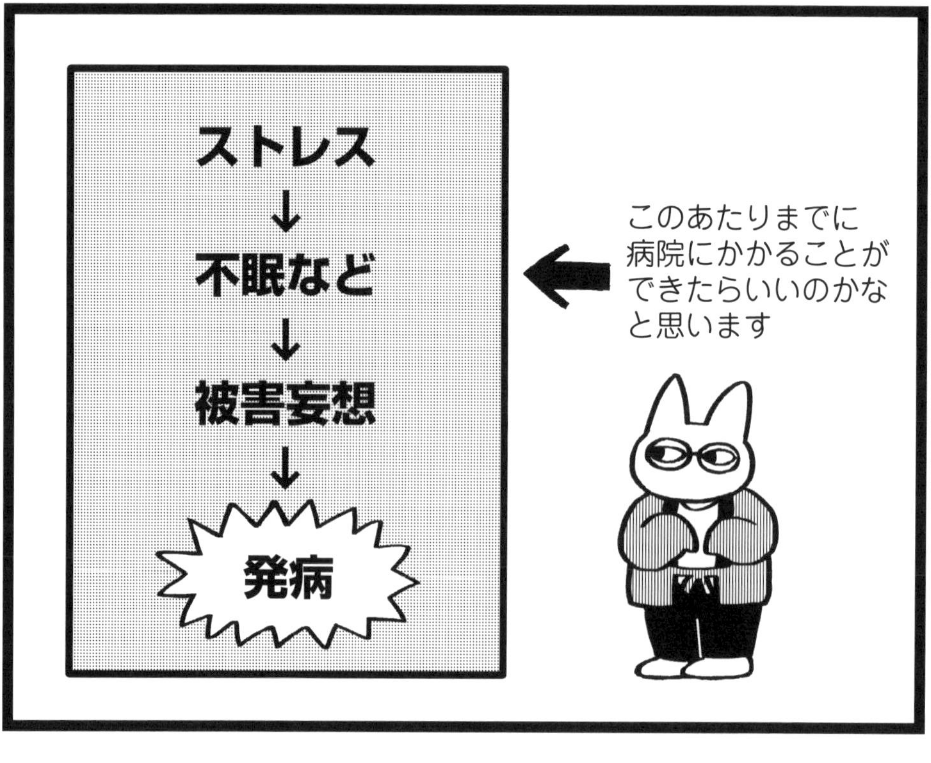
ストレス
↓
不眠など
↓
被害妄想
↓
発病
このあたりまでに
病院にかかることが
できたらいいのかな
と思います

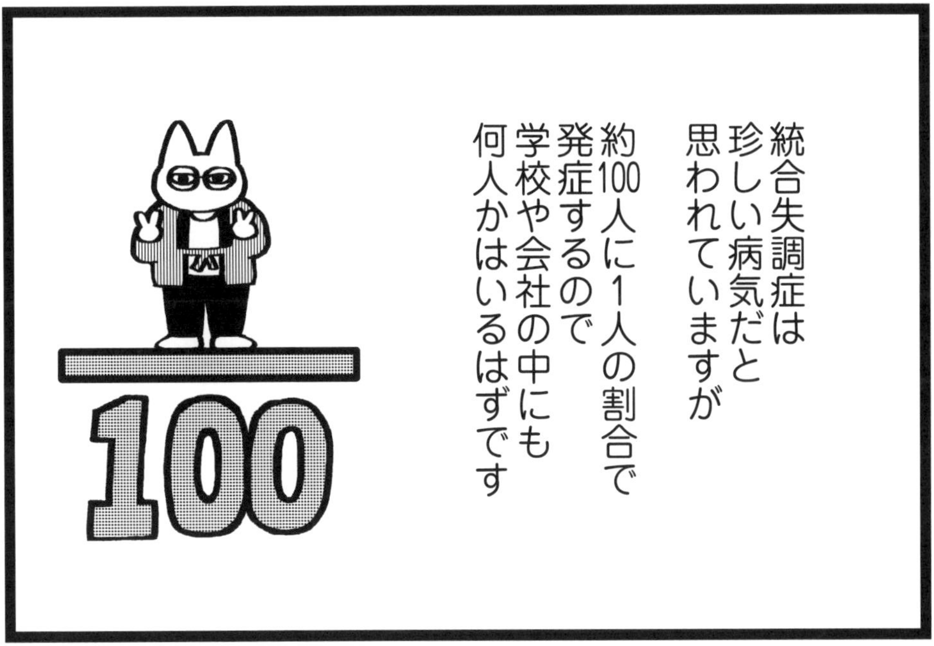
統合失調症は
珍しい病気だと
思われていますが
約100人に1人の割合で
発症するので
学校や会社の中にも
何人かはいるはずです
100

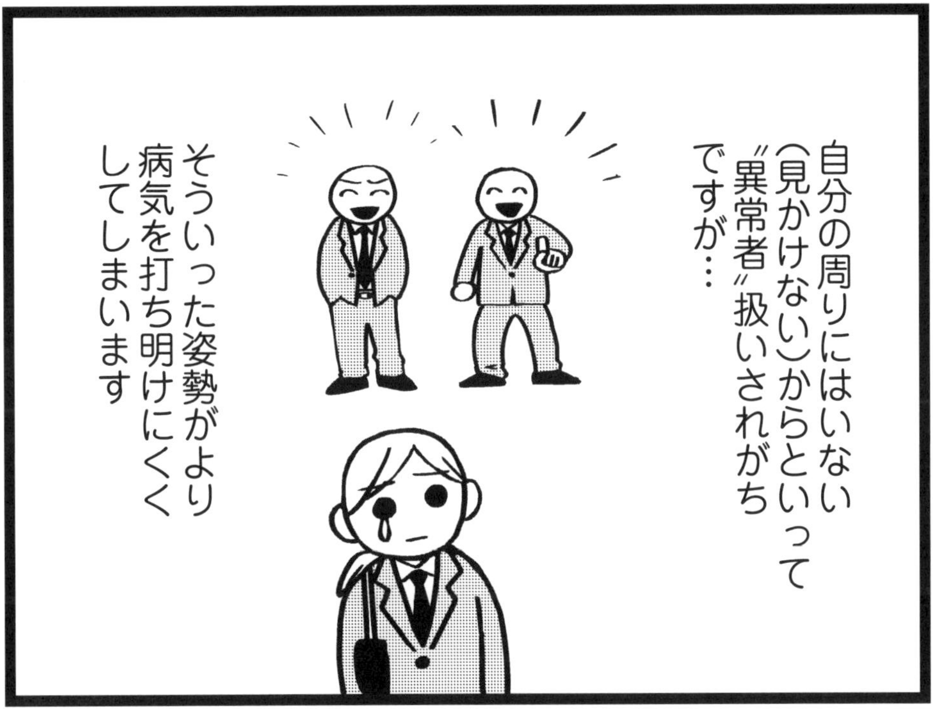
自分の周りにはいない
(見かけない)からといって
〝異常者〟扱いされがち
ですが…
そういった姿勢がより
病気を打ち明けにくく
してしまいます

統合失調症の
患者さんの
ご家族・周囲の
方へ

努力や根性が
足りないなど
なまけているように
見えてしまうと
思いますが
本人は決して
そうなりたくて
なっているわけでは
ないのです

頭の中は毎日
朝から晩まで
悪い考えが巡っていて
まともに思考ができません

そして全身は
鉛が入っているかの
ように重く
起き上がることすら
ままならないのです

→
これを一言で言ってしまうと
「だるさ」なのですが
そういう言い方だと
ただの怠けている人としか見られません

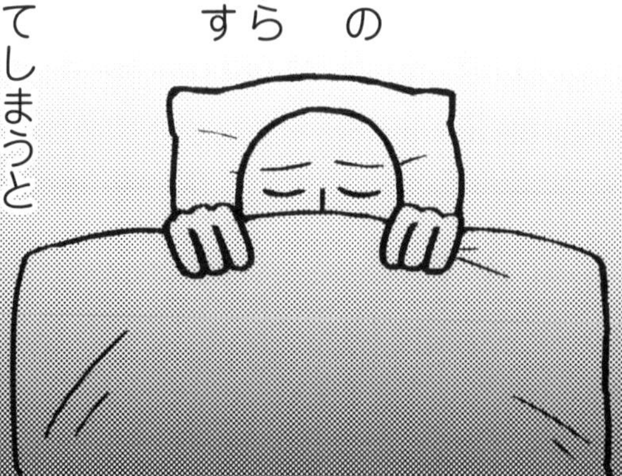

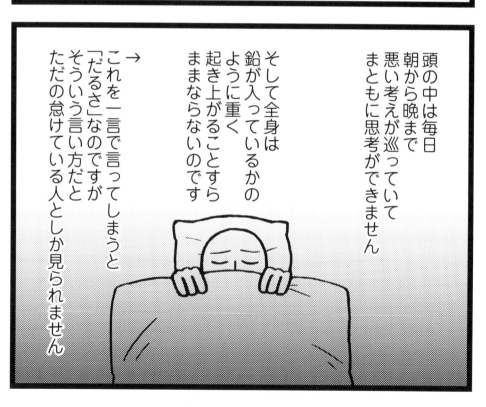

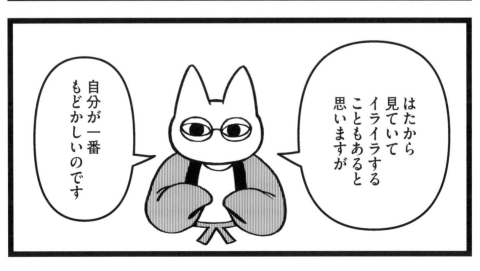

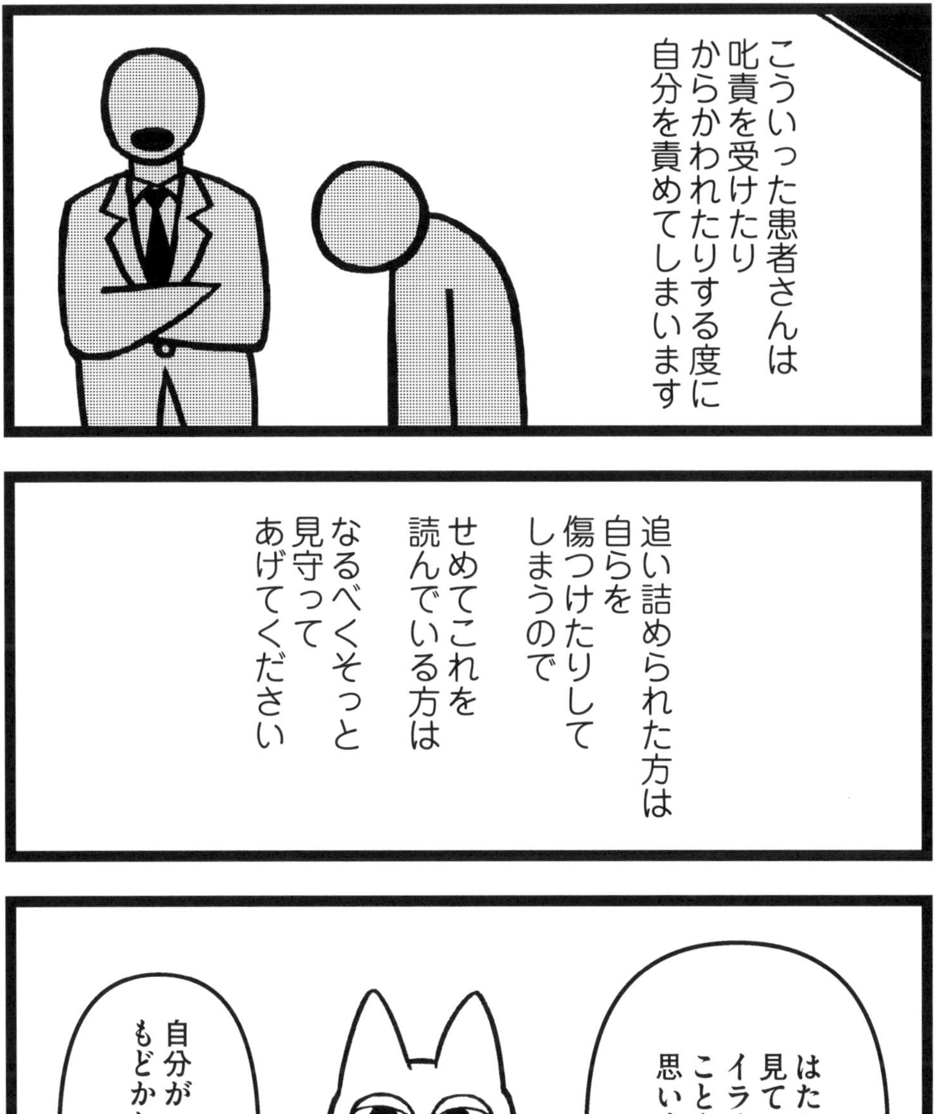
こういった患者さんは叱責を受けたりからかわれたりする度に自分を責めてしまいます
追い詰められた方は自らを傷つけたりしてしまうのでせめてこれを読んでいる方はなるべくそっと見守ってあげてください
はたから見ていてイライラすることもあると思いますが
自分が一番もどかしいのです

まとめ

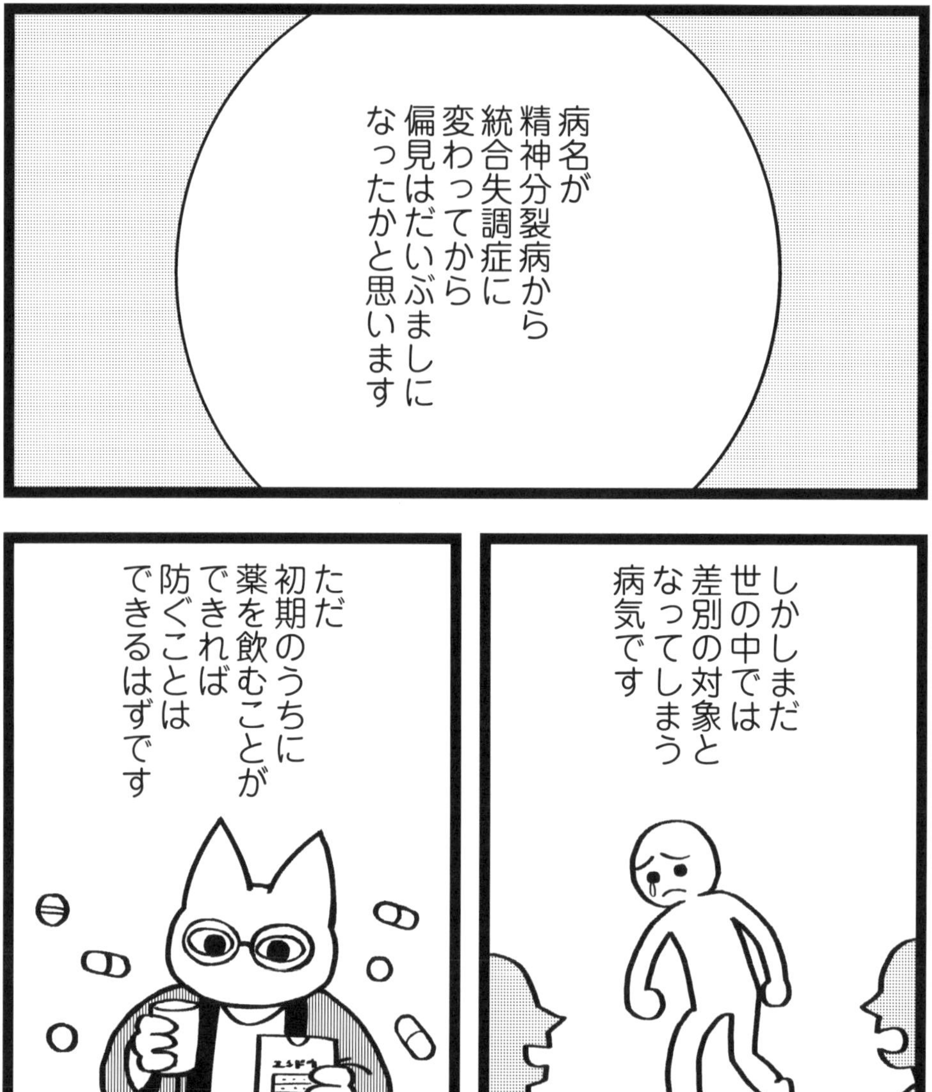
病名が
精神分裂病から
統合失調症に
変わってから
偏見はだいぶましに
なったかと思います
しかしまだ
世の中では
差別の対象と
なってしまう
病気です
ただ
初期のうちに
薬を飲むことが
できれば
防ぐことは
できるはずです

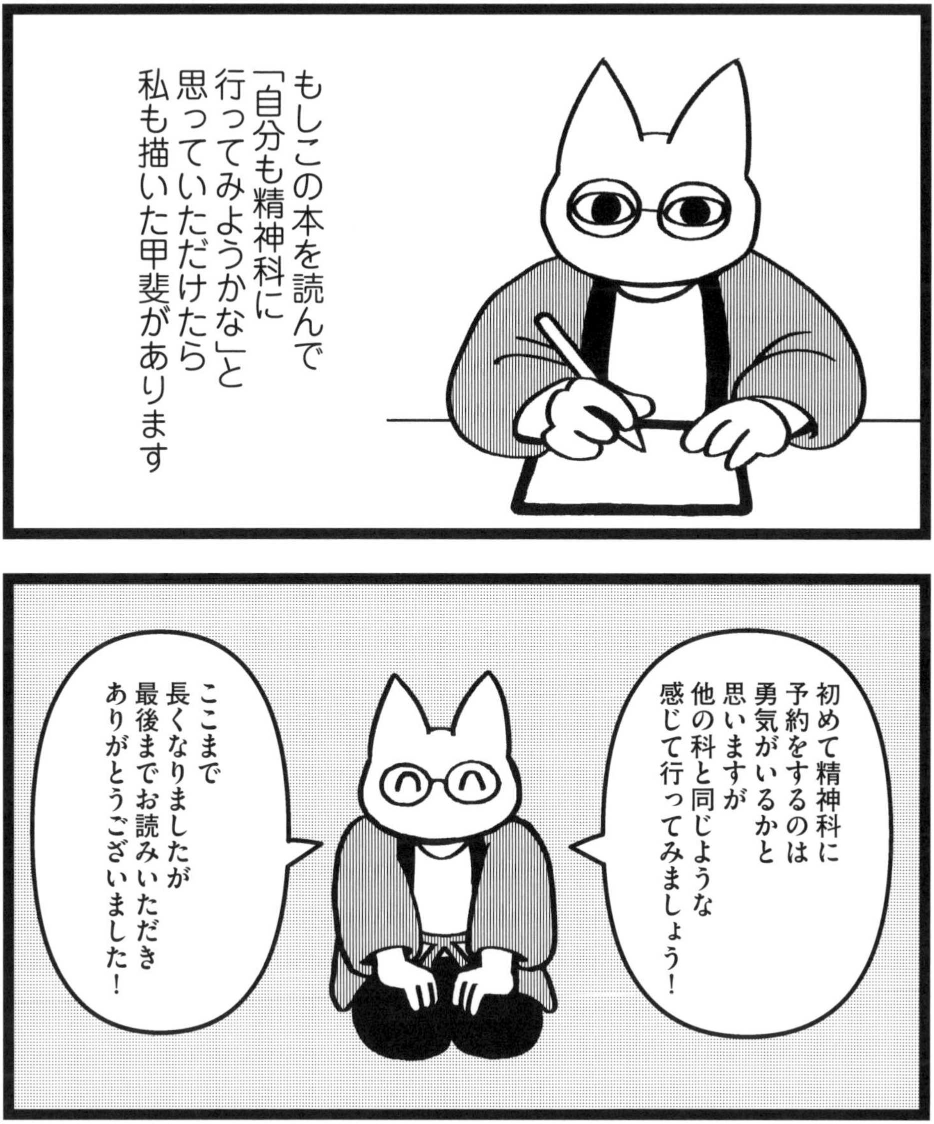
もしこの本を読んで
「自分も精神科に
行ってみようかな」と
思っていただけたら
私も描いた甲斐があります
初めて精神科に
予約をするのは
勇気がいるかと
思いますが
他の科と同じような
感じて行ってみましょう！
ここまで
長くなりましたが
最後までお読みいただき
ありがとうございました！

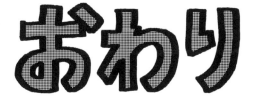

おわり

先生が合わないことも
あるので そのときは
別の病院に行ってみてねー

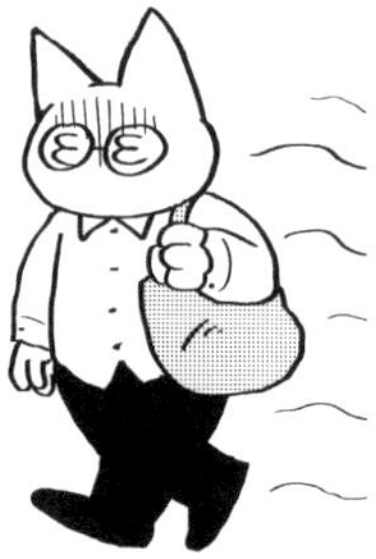

発達障害《はったつしょうがい》かと思《おも》ったら
統合失調症《とうごうしっちょうしょう》の一部《いちぶ》でした

2023年9月30日 初版第1刷発行

著　者　遠藤一同《えんどういちどう》

発行人　永田和泉

発行所　株式会社イースト・プレス
〒101-0051 東京都千代田区神田神保町2-4-7　久月神田ビル
Tel 03-5213-4700　　Fax 03-5213-4701
https://www.eastpress.co.jp

印刷所　中央精版印刷株式会社

装　幀　坂根 舞（井上則人デザイン事務所）

定価はカバーに表示してあります。

乱丁本・落丁本はお取り替えいたします。

ISBN978-4-7816-2239-2　　C0095